get it 轻知

纠正不良姿势

摆脱慢性疼痛

［韩］李钟旼　著

程玉敏　译

U0219728

中国轻工业出版社

图书在版编目（CIP）数据

纠正不良姿势　摆脱慢性疼痛 / （韩）李钟旼著；
程玉敏译. —北京：中国轻工业出版社，2024.7

ISBN 978-7-5184-4868-5

Ⅰ.①纠… Ⅱ.①李… ②程… Ⅲ.①疼痛—慢性病
—物理疗法 Ⅳ.①R441.1

中国国家版本馆 CIP 数据核字（2024）第 050456 号

责任编辑：程　莹　　责任终审：高惠京　　设计制作：锋尚设计
策划编辑：程　莹　　责任校对：朱燕春　　责任监印：张京华

出版发行：中国轻工业出版社（北京鲁谷东街5号，邮编：100040）
印　　刷：艺堂印刷（天津）有限公司
经　　销：各地新华书店
版　　次：2024年7月第1版第1次印刷
开　　本：880×1230　1/32　印张：8
字　　数：220千字
书　　号：ISBN 978-7-5184-4868-5　定价：59.80元
邮购电话：010-85119873
发行电话：010-85119832　010-85119912
网　　址：http://www.chlip.com.cn
Email：club@chlip.com.cn
版权所有　侵权必究
如发现图书残缺请与我社邮购联系调换
230870S2X101ZYW

在平凡的一天里，
我将成为您的疼痛主治医生

50多岁的家庭主妇花粉（化名）女士因患慢性腰痛来到我的诊室。她说她一直在家附近的医院接受药物治疗和物理治疗，但是过了几个月仍无好转。她觉得可能是自己运动量不足，于是跟着网上的教程做有助于缓解腰痛的运动。一个月前，她开始进行一周3次的普拉提运动。她的腰痛越来越严重，因为右侧臀部与腿部发麻，2周前她去了疼痛专科医院。被诊断为腰椎间盘突出症后，她接受了注射治疗，但好状态只维持了一周，一周后，她的腰部和腿部又出现了疼痛，所以过来找我。

花粉女士做了很多努力，但是腰痛并未减轻，于是她很生气，都快抑郁了。我确认了她之前在医院进行的X射线检查与磁共振成像检查的结果。她的右侧腰椎第5节和骶椎第1节之间的椎间盘突出压迫了神经。花粉女士已经接受了注射治疗，为什么让她痛苦的腰痛没有消失呢？

我先了解了花粉女士一天的生活。花粉女士觉得在床上睡觉太闷了，每晚都是在地上铺上褥子睡觉。早上起床把褥子叠好放在一边，在矮桌上匆忙吃完早餐，她就赶忙去为上班的女儿照看11个月大的外孙，一直到女儿下午3点下班，这期间她为了哄外孙要反复多次将外孙抱起、放下。然后她回家运动，睡前要坐在矮凳上看书学习一个半小时，之后，在地上铺上褥子睡觉。

注射治疗都未能让花粉女士的腰痛症状消失的原因原来就藏在她的日常生活中。反复的弯腰动作使愈合的腰椎间盘再次撕裂，所以药物治疗也没有作用，疼痛变得更严重。在地上铺褥子、叠褥子，在矮桌上吃饭都给腰部带来负担。观察花粉女士将外孙抱起或放下的姿势，发现她总是弯曲腰部。观察她看书学习时的坐姿，发现她总是坐在矮凳上，由于坐的高度低，她也总是弯曲着腰部。花粉女士跟练的网上教程有仰卧起坐等对腰椎间盘突出症患者不利的运动，她所进行的普拉提运动也包含腰部侧弯和过度旋转的动作。

我指出了花粉女士所有错误的生活习惯后，又告诉她正确的姿势和习惯。2周后，看到满脸灿烂笑容的花粉女士，我知道她的腰痛减轻了。一个月后，花粉女士的腰痛进一步减轻，几个月后，她的腰部几乎不再疼痛了。

药物、注射、热电治疗等在医院里进行的治疗，仅仅是灭了疼痛的大火苗，而不是彻底灭火。之后还需好好管理，不要让余火变大，要将其完全熄灭。不良的姿势和错误的生活习惯就像是往这些小火苗上浇汽油。

一天中，大家接受治疗的时间通常只有1小时左右，而剩余的23小时则是需要大家自己管理身体的时间。

这完全取决于大家怎么做。我希望自己能像主治医生一样，陪大家度过这剩余的23小时，于是决定写这本书。希望这本书能帮助大家纠正不良姿势，真正摆脱慢性疼痛。

2023年于诊疗室
李钟旼

目录

Chapter 2　移动时这样做，所以感到疼痛
上下班及外出时

Chapter 4   每天晚上这样做，所以感到疼痛
从下班后回到家中到就寝前

Chapter 5   睡觉时这样做，所以感到疼痛
从就寝到起床

Chapter 7　照顾孩子或宠物时这样做，所以感到疼痛

照顾孩子、宠物

纠正不良姿势，摆脱慢性疼痛

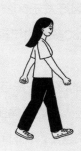

如果出现疼痛，多是因为姿势不良

来诊疗室的疼痛患者变得越来越年轻。这绝不是一个好现象。从因一直被认为是老年疾病的椎间盘损伤而引起颈部或腰部疼痛的青少年，到因好发于50岁左右中老年人的肩周炎（五十肩）而引起疼痛的30多岁的年轻人，诊疗室被年轻疼痛患者挤爆。

50岁以上人群出现的疼痛，多与肌肉和关节老化（退行性）或者职业有关。年轻人群的疼痛多与姿势不良或缺乏运动有关。久坐的年轻人越来越多。长时间使用电子产品，脖颈会向前伸出（乌龟颈），肩膀向前卷曲（圆肩），腰变弯（虾状背）。乌龟颈和虾状背会增加颈部和腰部压力，引起损伤。当我们把手臂举过头顶时，卷曲的肩膀可能引起肩峰撞击综合征，使肩膀肌肉撕裂。

我们在等公交车时将重心放在一条腿上站立，在咖啡厅里坐着时跷着二郎腿，一手托着下巴学习等，都是我们无意识中采取的不良姿势。你可能会想：稍微做几个不良姿势就会有大问题吗？这些姿势都是身体养成的习惯，会下意识地反复做出，最终会长时间持续下去。这会对特定部位的关节、肌肉和韧带等施加过大的压力，造成小的损伤。损伤累积就会产生疼痛。最终，不良的姿势和错误的生活习惯使我们产生疼痛。这就如同滴水穿石。在不良习惯给我们的身体带来更大伤害前，是不是应该加以纠正呢？

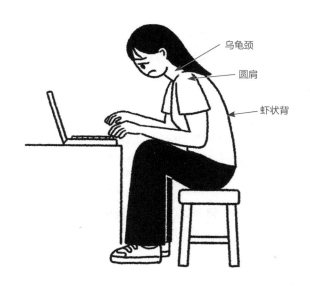

乌龟颈

圆肩

虾状背

引起疼痛的主谋在我们身体里

通过进化，人类有了非常复杂和精巧的保护自身的方法，就是感知疼痛。感到疼痛实际上是身体在保护我们，它告诉我们"有危险"，让我们去治疗。但是，疼痛是一种不愉快的感觉和心理体验，如果可以避免，任何人都想避开。如果我们知道引起疼痛的部位在哪儿，我们的行动是如何产生疼痛的，就可以提前让我们远离疼痛。

我们之所以能活动身体，依靠的是我们的肌肉骨骼系统（骨骼、肌肉、关节、韧带等）。不良的姿势和错误的生活习惯会影响我们的肌肉骨骼系统，从而引发疼痛。以下，就通过九个案例来认识一下引起身体疼痛的主谋吧。

❶ 骨骼

刚开始打高尔夫球3个月的姜先生，在确定要打比赛后，变得心急起来。一想到要上高尔夫球场，他就变得紧张、不安。他每天上午都去上高尔夫球课，晚上则独自练习。那一天也是由于时间紧张，他没做拉伸就直接开始练习。根据前一天教练的指导，他进行了大幅度的发球挥杆练习，腰部旋转的动作做了很多次。最后练习挥杆时，他心里想着一定要使劲挥动手臂，结果发出"啊"的一声：他的右胸突然出现疼痛。每次呼吸都会痛，轻微咳嗽也感到疼痛，他急忙去了医院。他被诊断为肋骨骨折。

骨骼是我们身体里摸起来很硬的部分，刚出生的婴儿通常有305块骨骼，随着生长，骨骼会合并，成人通常有206块骨骼。头骨和肋骨承担着保护大脑和心脏等体内重要器官的作用，脊椎则起着支撑身体的作用。骨骼是使我们身体移动并承受作用于身体的巨大力量的坚硬组织。

像跌倒或扭曲的动作，如果在很大的力量作用下，会发生骨折或在皮肤上产生瘀青，从而产生疼痛。如果出现被车撞到或被沉重的机器压到等大型事故，受伤的人往往会感到剧烈疼痛。但是，如果因用药、疾病等原因造成骨骼弱化，或长期、反复负荷超限，哪怕是很小的力也会造成骨折。对于患骨质疏松的老人，即使是轻微跌倒、拿东西，或咳嗽等轻微冲击都会造成骨折。甚至在没有任何外伤的情况下，仅因体重过重就会造成脊椎骨塌陷，从而引起压迫性骨折。而经常进行跑步、跳跃等运动的运动员、普通人会出现胫骨局部疼痛，甚至疲劳骨折。如果没有遭遇特殊事故而发生疼痛，且疼痛持续或者严重，需立即去医院进行诊治。

❷ 骨骼肌

　　决心通过运动减肥的李先生来到了健身中心。一打开门，他就听到从团体运动室传出来的欢快的音乐声。这似乎比独自运动更有趣，他马上就报名，去了团体运动室。因为他是在上课中途进来的，所以他没做准备活动就直接跟着跳，突然右小腿发出"啪"的一声，同时感到一阵疼痛。他一瘸一拐地回到家后，发现小腿有瘀青，还肿了起来。平时几乎不用而变得虚弱的小腿肌肉撕裂了。

　　与心脏等内脏的肌肉不同，包裹我们身体的骨骼肌是可以随心所欲活动的随意肌。大脑下达命令，神经传递信号，由肌纤维束实现肌肉收缩。肌肉的两端大部分靠肌腱与骨骼连接，有的直接附着于骨骼，通过拉动骨骼来形成身体的活动。通过这样的作用，我们可以奔跑、跳跃、投掷或举起物体。

　　骨骼肌除用于身体活动外，还有很多作用。它可以保持姿势，调动胸腔实现呼吸，产生热量以维持体温，分解脂肪，分泌某些激素。不仅是为了拥有苗条的身材，即便是为了维持肌肉量，我们也必须坚持做肌肉运动。

　　肌肉拉伤是运动中常见的损伤之一。如果肌肉受到强烈或大量的冲击，肌纤维和周围结缔组织就会受到损伤，导致肌肉紧张、撕裂或者出现瘀伤。平时不怎么使用肌肉的中年人或老年人肌肉变弱，即使是跳广场舞或进行中等强度的运动都可能造成肌肉撕裂。如果感到疼痛，要注意观察疼痛部位是否肿胀或发红，是否有热感。如果有这些症状，一定要到医院确认是否有肌肉撕裂。

❸ 筋膜

平时喜欢穿高跟鞋的金女士参加了公司组织的爬山活动。因为对运动没有兴趣，所以她没有登山鞋。她穿了一双底子很硬的鞋，爬到了山顶。第二天早上，她从床上爬起来，刚踏出第一步就感到脚后跟剧烈疼痛。脚底筋膜受伤，她患上了足底筋膜炎。

筋膜，顾名思义，就是由包裹肌肉的胶原纤维形成的膜。它位于皮肤的最下面，起到保护肌肉、支撑身体的作用。脚底的筋膜承受着我们身体的重量，如果使用不当，就会因微小损伤和炎症而产生疼痛。

❹ 肌腱

经营服装店10年的朴先生去东大门批发市场挑选了一大包衣服，气喘吁吁地背了回来。可能因为冬季的衣服非常重，他的右肩有种不舒服的感觉。肩膀平时也偶尔有些小疼痛，一想到那些等待新衣服的老主顾，他也就没把肩膀疼痛放在心上。将几件又重又长的外套挂起来后，他的肩膀痛得更加严重，同时伴有酥麻的感觉，手臂也抬不起来了。他平时经常游泳、打网球、打高尔夫球，自认为健康管理做得不错，但是严重疼痛和活动受限还是让他怀着担忧的心情去了医院。他被诊断为旋转带肌腱撕裂。

肌腱作为紧密填充的胶原蛋白纤维性组织，可使肌肉和骨骼柔软而强韧地连接起来。借助肌腱的力量，我们的肌肉才能承受巨大的收缩力，然后将这种力量传递给骨骼，形成运动。此外，当肌腱被过度拉伸时，它可以感知并放松肌肉，起到调节肌肉紧张度的重要作用，以避免肌肉撕裂。

健康的肌腱很少会突然被撕裂。但是如果你平时总是用不良姿势和错误习惯过度使用肌腱，那就另当别论了。如果肌腱因炎症或轻微损伤而疼痛或因频繁损伤而出现退行性改变，即使受到微小的冲击，肌腱也会突然被撕裂。最常见的损伤就是旋转带肌腱损伤，就像前面的例子一样。旋转带肌腱是连接肩膀和胳膊的4块肌肉（肩胛下肌、冈上肌、冈下肌、小圆肌）的腱。如果经常做举重物或向上抬胳膊的动作或运动（棒球、游泳、网球、高尔夫球等），就会对旋转带肌肉和肌腱造成压力，产生炎症和撕裂，引起肩膀疼痛。此外，跟腱的炎症和撕裂会引起脚踝疼痛，肘关节肌腱的炎症会导致网球肘和高尔夫球肘，引起肘部疼痛。

❺ 腱鞘、腱膜

　　不久前刚生完孩子的崔女士，从孕晚期起右侧手腕拇指处就有酸痛感，哺乳时疼痛加重。产假结束后回公司上班，随着做家务频率减少，她手腕的疼痛也减轻了。升职换座位后，她使用上一任同事用过的键盘，办公桌高度对她来说有点高。她长时间伏案工作，手腕长时间保持过度弯曲状态，随着需要使用智能手机的工作量的增加，她的手腕疼痛再次加重。某一天早晨醒来后，她发现因为疼痛，她的拇指和手腕完全无法活动了。她被诊断为手腕腱鞘炎。

　　像手腕这么狭窄的部位，有多个肌腱同时经过，每个肌腱都被膜（腱鞘或腱膜）覆盖着，以避免运动时摩擦。关节滑囊和腱鞘的滑液膜会分泌滑液，所以在肌肉活动时肌腱可以在腱鞘中自如地移动。如果以错误姿势勉强使用肌肉或关节，腱鞘或滑液可能发生炎症，从而引发疼痛。

　　腱鞘炎常发生于肩膀、手腕、手指、膝盖和脚后跟。最有代表性和最常见的疾病就是手腕腱鞘炎，就像前面的例子一样。产后骨骼和肌肉变弱的女性的发病率比男性高3倍以上。如今，照顾孙辈的老人与长时间使用智能手机的人越来越多，腱鞘炎患者也越来越多。如果觉得疼痛不严重而置之不理，肌腱和肌肉可能会撕裂。要合理安排时间让手腕得以休息，最重要的是用正确的姿势和方法使用手腕。

❻ 关节和软骨

　　20多岁的赵女士经常蜷缩着坐在地上工作，偶尔伸直腿站起来的时候，膝盖会感到酸痛，但是总想着"疼一下就不疼了"，她也就没在意。在相亲的那一天，她决定先去运动。在去健身中心的路上，躲避电动滑板车时，她的右膝着地摔倒了。因为怕相亲迟到，她也顾不上疼痛了，赶忙去了健身中心。有氧运动用爬楼梯代替，肌肉运动选择了深蹲，运动量比平时还大。运动后，她将运动鞋放在了更衣室，换上带来的高跟鞋，顺利地完成了相亲。但是第二天，问题来了。久坐后站起来时，膝盖会酸痛，还会发出"咔嗒"的声音，僵硬的感觉也越来越严重。做了热敷，还吃了消炎药，但是疼痛并没有缓解，她不得不去医院。她被诊断为髌骨软骨软化症，这使她膝盖前侧能摸到的圆形软骨变软，产生疼痛。

　　关节是骨与骨连接的部分，人体有准确名称的关节有78个。根据结构，关节可以分为3种。第一种是润滑关节，形成关节的两侧骨头末端被软骨覆盖，关节整体由关节囊包裹，关节内充满黏性液体（滑液）。软骨与滑液减少关节的摩擦，韧带与肌腱、肌肉共同吸收关节受到的冲击。膝盖、手肘等是润滑关节，是我们身体中最自由的关节。

　　第二种是软骨关节。软骨关节两侧骨头末端都连接在软骨上，因此只能进行有限的活动，如椎间盘、耻骨联合等纤维软骨关节。特别是纤维软骨，纤维和软骨以各种比例混合在一起，既强韧又柔软。纤维软骨可以通过吸收和分散冲击，提高关节的稳定性，使其平稳移动。

第三种是纤维关节。纤维关节由纤维性连接组织结合，几乎不会活动，如颅骨缝合线、韧带联合等。

关节受到重物撞击或过度用力拉伸时，可能会导致骨骼部分分离或关节面完全分离的脱位。另外，如果反复过度使用关节，可能会引发软骨软化症或软骨磨损，关节移动时骨头之间过度碰撞会引发骨关节炎。如果关节内积水导致关节肿胀，或关节周围的骨骼受损而过度生长，使骨骼突起，疼痛会更加严重。早期可以通过药物或注射治疗，晚期可能需要手术治疗。

❼ 韧带

两个月前的一个清晨，尹先生穿着不合脚的跑鞋（鞋买大了）在公园里跑步，扭伤了右脚踝。虽然前一天公司的工作结束得很晚，他感到很累，但是为了即将到来的马拉松大赛，在心急的情况下，他没有做热身运动就开始跑步，还提高了运动强度。最初听到"啪"的一声，他的右脚踝很疼，但是转了几圈脚踝，做了拉伸运动，似乎感觉没事了，于是他跑步回家了。从白天开始右脚踝就又肿又疼，他在药店买了药膏涂抹后，疼痛减轻了。此后，只要在不平的地面上跑步，他的右脚踝就会颤抖，变得不稳定，还会扭伤，但是热敷和涂抹药膏后就没什么大问题了。终于到了大赛当天，尹先生和大家一起开跑，他不小心踩到了一块小石头，又扭伤了右脚踝。最终，他无法忍受疼痛而退赛去了医院。他放任了最初的脚踝韧带损伤，造成踝关节不稳定，从而导致大赛当天脚踝韧带撕裂。

韧带是由胶原蛋白和弹性蛋白组成的连接骨骼的纤维结缔组织，既强韧又柔软。韧带主要位于关节，起到提高关节稳定性的作用。韧带损伤可导致关节不稳定、半脱位或脱位，视损伤程度而定。这有可能引起关节软骨受损或退行性关节炎。

我们身体中韧带损伤最频繁的部位是脚踝。几乎每个人都曾经扭伤过脚踝。脚掌向内侧扭曲时，脚踝扭动，可能会导致脚踝外侧韧带部分拉长，严重时可能会撕裂。如果早期没有接受合适的治疗，放任不管，踝关节会变得不稳定，即使踩到小石块或轻微运动也会反复扭伤，还可能导致退行性关节炎提前发病。打篮球、踢足球时或在日常生活中，如果在脚掌紧贴地面的情况下转动膝盖，膝盖韧带——前十字韧带可能会遭受损伤。此外，手指、手肘等韧带所在部位都有可能发生韧带损伤，所以微小的疼痛也应引起注意。

❽ 黏液囊

马上就要考试了，正做就业准备的方先生坐在书桌前听网课的时间增加了。有一天，他的左侧手肘肿胀得圆圆的，并伴有剧烈疼痛，他来到了我的诊室。他说自己没有累着，也没有被撞到，还给我描述了他的日常生活。方先生对着电脑听课时，习惯将手肘放在书桌上，托着下巴。如果坐在书桌前学不进去，他就会趴在地上看书，也会支着手肘看手机。这种习惯持续刺激肘关节周围的黏液囊，引发了黏液囊炎。

黏液囊是充满黏稠液体的囊，存在于骨骼、肌腱、肌肉和皮肤之间，可以减少活动时产生的摩擦，并吸收冲击。黏液囊炎通常是由反复刺激引起的，经常发生在活动较多的肩膀、手肘、臀部、膝盖、踝关节周围，造成疼痛和水肿。

❾ 老化

这次讲述的不是患者的故事，而是我的故事。当我从20多岁向30岁过渡时，有段时间我总感觉体力不如以前，有时感到身体到处都疼。都说"30岁左右正是鼎盛时期"，我也因此没将身体的感受放在心上。但是，之后我为准备健身比赛而过度运动，做了很多现在看来错误的姿势，身体便开始出毛病。

说到"老化"，人们通常都认为是从50～60岁开始的，但其实身体的关节从30岁就开始慢慢老化了。特别是形成关节的组织中，起到吸收关节冲击、承受力量作用的软组织（软骨、韧带、肌腱）会在30岁后迅速老化。但是，肌肉和骨骼老化的速度会相对缓慢。强壮的骨骼和肌肉产生的力量需要强健的软组织来支撑，但随着年龄的增长，软组织老化得更快，会在年轻的骨骼和肌肉的周围变形、破裂和撕裂。另外，20岁以后，对损伤的恢复能力也会不断下降。所以，从关节开始老化的30岁起，就要注意保持正确的姿势和生活习惯，以维护关节健康。

我的姿势是不良姿势吗

检查清单——身体各部位的不良姿势

我们已经了解了造成我们身体疼痛的罪魁祸首，现在该来观察我们的姿势和生活习惯了。以下检查清单中就是我们不经意间做出的或习以为常的姿势。请对照各部位的检查清单，在清单中做出标示。现在就让我们来看一看我们平时的姿势和习惯对关节健康的影响有多大吧！

❶ 颈部、背部、腰部——脊柱关节

颈部、背部、腰部向前弯曲的姿势是对脊柱有害的姿势。为什么一直保持这样的姿势会痛呢？

脊柱由7块颈椎、12块胸椎、5块腰椎、1块骶骨、1块尾骨构成，腰椎间盘位于脊柱的中间，脊髓神经经过其后方。正常的颈椎和腰椎呈C字形，这被称为"前弯（脊柱的排列向前弯曲的形态）"。但是"前弯症"所指的前弯是一种病态的过度前弯状态，要与正常的前弯状态区分开来。

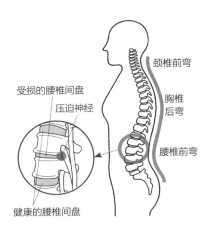

颈椎前弯

胸椎
后弯

腰椎前弯

受损的腰椎间盘

压迫神经

健康的腰椎间盘

部位	项目	
颈部	① 转动脖子时，习惯性地发出咔嚓的声音。	☐
	② 头部伸向前方使用电脑。	☐
	③ 将电脑屏幕放在低于眼睛高度的位置。	☐
	④ 低头看书或使用手机。	☐
	⑤ 将话筒夹在颈部通话。	☐
	⑥ 低头刷碗。	☐
	⑦ 侧卧，枕着一侧手臂。	☐
	⑧ 枕着沙发扶手躺着。	☐
	⑨ 枕高枕头。	☐
	⑩ 乘坐公共交通工具时，长时间低头睡觉。	☐
腰背部	① 坐在没有靠背的椅子上。	☐
	② 斜坐在椅背上。	☐
	③ 盘腿坐在地上。	☐
	④ 跷二郎腿。	☐
	⑤ 驼着背站着或坐着。	☐
	⑥ 弯腰擦地。	☐
	⑦ 蹲着洗衣服。	☐
	⑧ 弯腰去捡掉在地上的东西。	☐
	⑨ 单手提重物。	☐
	⑩ 弓着背不休息地长时间驾驶。	☐

0~4个 相对健康 | 5~12个 注意阶段 | 13~20个 危险阶段

如果能维持颈部和腰部中立，可以防止腰椎间盘向后移动，如果经常做在仰卧状态下向前弯曲等弯曲动作，脊髓后面的空间会变宽，很容易出现腰椎间盘突出。突出的腰椎间盘会压迫神经，导致颈部、背部和腰部疼痛。

❷ 肩部

反复将手臂举过头顶的姿势是对肩部有害的姿势。为什么一直保持这样的姿势会痛呢？

肩关节是我们身体活动范围最广的部位，也是经常受伤的部位。最常见的肩峰撞击综合征是肩胛骨的一部分肩峰和肱骨之间的空间变窄，骨骼和肌腱之间发生摩擦，导致炎症出现，从而产生的一系列症状。如果骨骼和肌腱的摩擦持续进行，初期时肩部旋转带肌腱和骨骼之间的黏液囊会发炎，如果再持续一段时间，肌腱就会发炎，如果再严重，肌腱就会撕裂。肩峰撞击综合征是因过度使用肩关节（过度运动等）而导致的。在日常生活中，应避免反复做将手臂抬至肩膀高度之上的动作，以避免肩峰撞击综合征的出现。

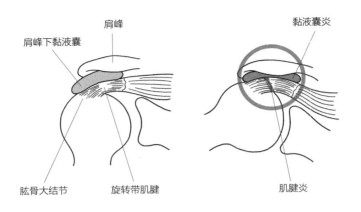

肩峰下黏液囊　　肩峰　　　　　　　　黏液囊炎

肱骨大结节　　　旋转带肌腱　　　　　　肌腱炎

部位	项目	
	① 趴着看书。	☐
	② 长时间提重物。	☐
	③ 键盘和鼠标离身体太远。	☐
	④ 经常把物品抬到高处。	☐
	⑤ 晾衣架高于肩部。	☐
肩部	⑥ 挂衣杆设置得高于肩部。	☐
	⑦ 长时间双手使用手机。	☐
	⑧ 大量做游泳、打棒球、打排球、打高尔夫球、打网球等需要挥动手臂的运动。	☐
	⑨ 单侧背重包。	☐
	⑩ 以双手高举的姿势睡觉或伸出手臂枕着睡觉。	☐

0~2个 相对健康 ｜ 3~6个 注意阶段 ｜ 7~10个 危险阶段

❸ 手肘、手腕、手指

肘关节持续负重、过度折腕，以及手指过度用力的姿势都是对上肢关节不利的姿势。为什么一直保持这样的姿势会痛呢？

上肢关节持续负重、做过度弯曲或伸展关节的动作、用力使用关节等都会刺激关节周围的黏液囊或肌腱及包裹肌腱的腱鞘，从而引发炎症。最典型的就是手肘持续在桌面等坚硬的表面摩擦，会导致手肘后方黏液囊发炎，从而形成凸起的水疱，这也被称为肘头黏液囊炎。另外，如果手腕和手指被频繁使用，活动肌肉的手肘部分就会出现肌腱炎，还会诱发网球肘或高尔夫球肘。手腕腱鞘炎、手指肌腱炎都可能造成"扳机指"，每次伸开手指时，都会发出"咔嗒"的声音。如果放任这样的动作持续下去，最终会给关节本身带来负担，会因退行性关节炎等导致关节变形。

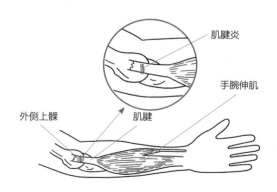

部位	项目	
手肘 手腕 手指	① 托着下巴坐。	☐
	② 用手肘支撑，长时间使用手机。	☐
	③ 使用键盘时过度折腕。	☐
	④ 频繁使用鼠标。	☐
	⑤ 有折腕拿东西的习惯。	☐
	⑥ 平时频繁使用手腕和手指。	☐
	⑦ 拿东西时用手指紧紧握住。	☐
	⑧ 使用不好拿的刀或剪子。	☐
	⑨ 经常手洗衣服并拧干。	☐
	⑩ 打网球或高尔夫球时使用不顺手的握把。	☐

0~2个 相对健康 | 3~6个 注意阶段 | 7~10个 危险阶段

❹ 骨盆、髋关节

向一侧倾斜的姿势会打破骨盆和髋关节的左右平衡，是一种不良姿势。为什么一直保持这样的姿势会痛呢？

骨盆是连接上肢和下肢的重要部位，起到支撑体重、保护膀胱和肠等的作用。髋关节是连接骨盆和股骨的关节，分散上肢的负重，行走时承受体重3倍左右的重量，跑步时承受体重10倍左右的重量。因为要承受这么大的力量，如果左右平衡被打破，一侧关节就会过度负重，这必将加速关节损伤。另外，这种不平衡还会导致关节周围的肌肉、肌腱、韧带变形、拉伸或缩短，上至脊柱、肩部，下至膝关节、踝关节，负担都会加重，从而导致周围关节被连锁性破坏。代表性的例子是髋关节弯曲或向内活动时，连接膝盖旁侧和骨盆外侧的髂胫束和臀大肌的筋膜会通过臀部外侧凸出的部位——股骨大转子，这时韧带和筋膜变厚或变短，会导致骨骼和筋膜发生摩擦，发出"啪嗒"声。此外，还可能发生髋关节滑囊炎、梨状肌综合征、骶髂关节炎等。

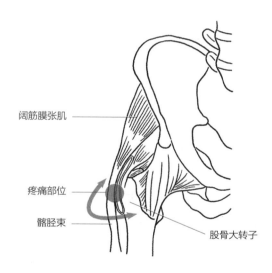

阔筋膜张肌

疼痛部位

髂胫束

股骨大转子

部位	项目	
骨盆 髋关节	① 喜欢穿高跟鞋。	☐
	② 开车时单手握方向盘，或开车时身体习惯向某一侧倾斜。	☐
	③ 睡眠时总是侧卧。	☐
	④ 站立时，单腿用力。	☐
	⑤ 坐的时候总是跷二郎腿。	☐
	⑥ 习惯双腿侧伸，斜坐。	☐
	⑦ 经常将手机或钱包放在后口袋。	☐
	⑧ 使用一侧肩膀背包。	☐
	⑨ 喜欢进行反复性单侧运动，如打高尔夫球、打棒球、打网球等。	☐
	⑩ 抱孩子时，把孩子搭在一侧骨盆上。	☐

0~2个 相对健康 | 3~6个 注意阶段 | 7~10个 危险阶段

❺ 膝盖

膝盖过度弯曲或扭曲的姿势是不良姿势。为什么一直保持这样的姿势会痛呢？

膝关节由股骨下端、胫骨上端和髌骨构成。膝关节承载体重，如果膝盖弯曲或扭曲，关节所承受的力量会增大，随着关节负担的增加，软骨、韧带、肌腱、黏液囊等可能会发炎，引起损伤。即使是年轻人，如果长时间保持跪或蹲的姿势，覆盖在髌骨的软骨就会变软，发生髌骨软化症，该病的特点是软骨软化或变形。如果一直保持这种姿势，软骨的摩擦会持续进行，软骨还会出现水肿。随着病情的发展，软骨表面会开裂、磨损，后期软骨会完全消失，后侧髌骨也会暴露，可能需要手术治疗。如果这种膝盖损伤持续下去，会加速退行性关节炎的发生，所以必须给予足够重视。

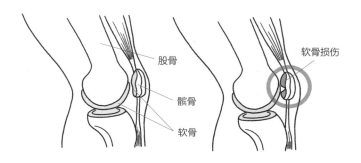

部位	项目	
膝盖	① 盘腿而坐。	☐
	② 长时间跪着擦地。	☐
	③ 蹲着。	☐
	④ 坐在狭窄的桌子前。	☐
	⑤ 跷二郎腿。	☐
	⑥ 喜欢跑步或方向转换多的运动。	☐
	⑦ 频繁上下楼梯。	☐
	⑧ 体重严重超标。	☐
	⑨ 走路时脚尖过度分开或并拢（"外八""内八"）。	☐
	⑩ 经常穿高跟鞋。	☐

0~2个 相对健康 ｜ 3~6个 注意阶段 ｜ 7~10个 危险阶段

❻ 脚踝、脚趾

　　长时间穿着对脚踝、脚趾有负担的鞋子，下肢关节突然负重或持续增加负重的姿势是不良姿势。为什么一直保持这样的姿势会痛呢？

　　你是否有过在崎岖的道路上行走或穿高跟鞋时扭伤脚踝的经历？即使没有扭伤，行走时脚踝和脚持续受力，关节、韧带、足底筋膜都会受到比平时更强烈的作用力，这样就会引起细微损伤，从而引发炎症。另外，穿硬底鞋或拖鞋走路时，足底会受到刺激，引发足底筋膜炎、足底肌腱炎或足底神经炎。而穿挤脚的鞋会引发跖间神经瘤或黏液囊炎。

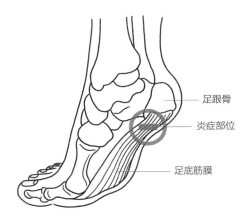

足跟骨

炎症部位

足底筋膜

部位		项目	
	①	经常走崎岖不平的路。	☐
	②	长时间站立。	☐
	③	不做准备运动就跑步。	☐
	④	常在硬地面上做跳跃动作较多的运动（打排球、跳健美操等）。	☐
脚踝	⑤	做力度很强的足部按摩。	☐
脚趾	⑥	穿挤脚的鞋。	☐
	⑦	长时间穿硬底鞋或没有鞋垫的鞋（皮鞋、凉鞋、雨靴等）。	☐
	⑧	经常穿拖鞋。	☐
	⑨	喜欢穿高跟鞋。	☐
	⑩	体重过重。	☐

0~2个 相对健康 | 3~6个 注意阶段 | 7~10个 危险阶段

正确的姿势要做多久才会有效果

正确的姿势是指，关节扭转不超过正常的活动范围，不承受过重负荷，不反复施加压力的姿势。对于左右两侧的关节，不能过度使用某一侧关节，应均衡使用双侧关节。通过非特定部位的全身运动、坚持不懈的拉伸运动来维持关节的正常活动范围，通过肌肉运动增强肌肉力量，保护关节肌肉。

如果能保持正确的姿势，骨骼和关节自然地支撑体重，也可以减轻疲劳感。即使知道什么是正确的姿势，纠正身体长期熟悉的姿势和习惯也远比想象的要难。特别是无意识的动作，更是难以纠正。让我们先从认知上开始。

一个动作，我们每周做2~3次，每次做30分钟以上，在6~8周后，大脑和身体肌肉才能建立"连接"，这样才能改变身体的习惯。养成正确的姿势和正确的习惯，花费的时间要比想象的更长。

如果损伤引起了疼痛，即使疼痛消失了，也要长时间维持正确的姿势。一般一周左右的炎症期过后，疼痛就几乎消失了，此时，我们常常会认为自己已经痊愈了。但是，在炎症期后至损伤后6周的增殖期内，胶原蛋白增加，形成瘢痕，之后要经过重塑期纤维化，才能恢复原来组织80%～90%的强度。也就是说，如果我们身体的某一部位经历了疼痛，为了使损伤得到充分修复，我们应从疼痛出现的那一刻起至少维持2个月的正确姿势。如果觉得不疼了就又开始采用不良姿势，即使微小的刺激也会诱发疼痛，产生疼痛的时间会越来越短，最终可能发生退行性改变。

练习！——每天5分钟，超简单的正确姿势

这是在家里利用墙壁就可以进行的正确姿势训练。姿势不良、驼背的人仅靠墙站立就会觉得困难。请以放松的心态，慢慢跟着做。

首先，双脚分开与肩同宽，脚后跟贴于墙壁。背部挺直站立，后脑勺、肩胛骨和臀部都紧贴于墙壁。收腹，挺直腰部，不要歪向一侧。如果有全身镜，可以对着镜子进行，有助于保持两侧的平衡。早晚各进行一次，每次靠墙站5分钟。此时，脊椎从正面或后方看必须为一条直线，从侧面看必须是S形，这种姿势被称为中立姿势。此时，如果墙壁和腰部之间可伸进一只手，就是正确的姿势。如果通过这一训练，正确的姿势被身体记住，即使没有墙壁，身体在坐着、站立、躺着时都会舒适地保持正确的姿势。

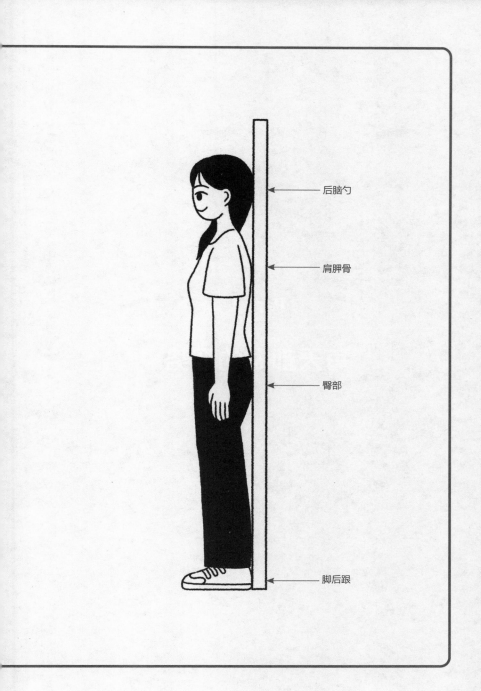

后脑勺

肩胛骨

臀部

脚后跟

Part 1

每天都做的姿势

我们每天早晨起床、准备上班，工作结束后回到家里休息、入眠。在每天重复的活动中，我们不知不觉地使用了不良姿势。我们不知道自己所做的是不良姿势，所以一直做出这样的姿势。其实也有很多我们明明知道不正确却无法纠正的姿势。我们一起来看一看像极了我们的"普通人"的日常吧。不良姿势可能引发哪些疼痛，为什么不能采取这样的姿势，长期保持这样的姿势会引起哪些后果，让我们一一来了解。不能只指出错误姿势吧？当然，我也会告诉大家如何做出正确的姿势。文中还有一些"小贴士"，告诉大家如何进行有益的运动，如何创造有助于缓解疼痛的环境，以及如何使用简单的工具。

Chapter 1

每天早晨这样做，所以感到疼痛

■

从起床到准备上班

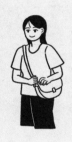

李女士早上起床很困难。她的手机闹铃设了5个，每5分钟一个。每天早上，她都会依次关掉闹铃，直到最后一个闹铃响了，她才会费劲地睁开眼睛确认时间，然后急匆匆地起床，做上班准备。今天也是关了最后一个闹铃后，她才从床上一跃而起，同时不自觉地说道："哎哟，我的腰！"平时腰就不好的李女士在早上起床后活动时，更觉得腰部僵硬、不舒服。她扶着腰进了卫生间，今天也因为便秘而痛苦，腹部用力，腰更疼了。因为没时间冲澡，她就在洗脸池里随便洗了头发，快速地洗脸、刷牙后，用吹风机吹干了头发。因为是长头发，要举着吹风机吹一阵子，所以她感到肩膀酸疼。那也不能不在意发型，她弯着腰低头开始从头发根部吹头发，这样连脖子也变得僵硬了。现在天气变凉了，得穿长裤了，但因为太心急，她一只脚站着穿长裤，结果摔倒了。

"今天运气不好吗？"她将夹克衫一甩，帅气地绕过头顶穿上，这下肩膀扭到了，她不由自主地发出"啊"的一声。今天有重要的会议，一想到必须穿高跟鞋，她从脚底、脚趾到腿都觉得疼了。李女士从早上开始就浑身酸疼得要哭了。

01

从床上坐起

疼痛部位 × 脊椎（颈部、背部、腰部）

BAD 在平躺的姿势下，如果弯曲颈部、背部和腰部起身，位于脊椎之间的腰椎间盘会受到挤压，产生损伤，从而感到疼痛。颈部和腰部疼痛的人应避免做出这种姿势。

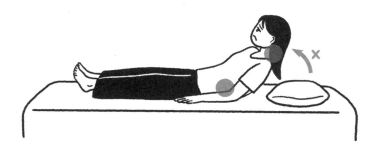

① 侧卧于床边沿，下方手臂高于肩膀，手稍向下打开，上方手扶肚脐与胸之间的床。

② 颈部和腰部保持中立，腹部用力，展开上方手臂。此时，下方手臂向躯干方向拉，屈手肘90度，放于肩部正下方，支撑身体。

③ 双臂展开，按压床的同时，双腿放至床下，慢慢起身。如果起得太快，可能会因直立性低血压、贫血而感到眩晕。

④ 双脚打开，与肩同宽，双脚脚尖稍向外，脚掌贴地，腰部和颈部挺直坐好。

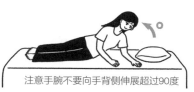

注意手腕不要向手背侧伸展超过90度

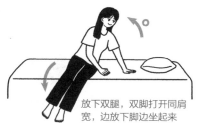

放下双腿，双脚打开同肩宽，边放下脚边坐起来

Tip

躺在床上的动作与从床上坐起的动作相反！

1）腰部挺直，坐在床边。

2）腹部用力，颈部至腰部保持挺直，身体微微倾斜，将双臂放在上半身前侧。

3）双腿抬到床上，上半身慢慢往床上倒，屈下方手臂，手肘放在肩部正下方。

4）双臂弯曲，身体慢慢倒在床上。

02

从床上起身

疼痛部位 × 脊椎（颈部、背部、腰部）

BAD 如果头部向后仰，用反作用力站起来，就会有摔倒的危险。如果屈着颈部和腰部向前站起，可能会引起椎间盘突出症。

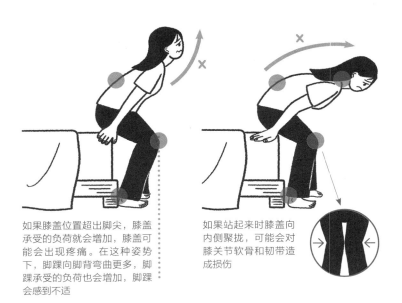

如果膝盖位置超出脚尖，膝盖承受的负荷就会增加，膝盖可能会出现疼痛。在这种姿势下，脚踝向脚背弯曲更多，脚踝承受的负荷也会增加，脚踝会感到不适

如果站起来时膝盖向内侧聚拢，可能会对膝关节软骨和韧带造成损伤

① 双脚打开，与肩同宽，双脚脚尖稍向外。

② 颈部和腰部挺直，保持在一条直线上。

③ 弯曲两侧髋关节，上半身开始慢慢向前倾。

④ 双脚脚后跟用力，收缩臀肌，伸展髋关节，慢慢起身。此时注意不要使膝盖位置超过脚尖，保持膝盖和脚尖的方向一致。单靠下肢力量难以起身时，用双手轻按膝盖或床有助于站起。

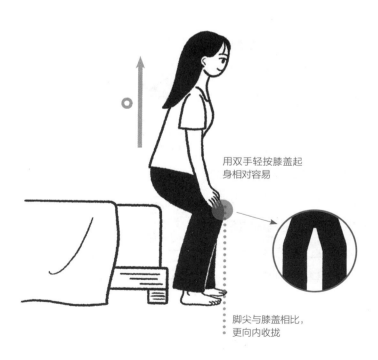

用双手轻按膝盖起身相对容易

脚尖与膝盖相比，更向内收拢

03

排便

疼痛部位 × 脊椎（颈部、背部、腰部）、膝盖、脚踝

BAD 如果将脚放在脚凳上坐下，膝盖高度会超过髋关节，骨盆会向后倾斜，腰部弯曲成半圆形，这时容易出现腰痛。膝盖与脚踝弯曲得更厉害，会给关节带来负担。如果弯曲上半身，将手肘放在腿上支撑身体，虽然能放松腰部肌肉，暂时感到舒服，但是可能会导致腰椎间盘损伤。看手机或书时，头向前倾，颈椎会受损。另外，长时间保持不良姿势，会加重疼痛部位的损伤。如果养成没有排便欲望却长时间坐马桶的习惯，肠和肛门会变得迟钝，很容易出现便秘。

骨盆后倾

GOOD 坐在坐便器上，双脚着地时，膝盖的重心要低于髋关节的重心，这样有助于保持颈部和腰部的中立姿势。如果坐便器过低，用坐便器坐垫或座椅加高即可。安装扶手、辅助把手、安全栏等，用手臂支撑，可以使坐姿更舒服。这些装置会在我们使用手机或看书时帮助调整视线高度，此时同样要注意颈部不能弯曲。另外，这些装置还能帮助下肢力量不足的老弱病残者慢慢坐下与站立，预防夜间排便时摔倒。

骨盆中立

可通过坐便器坐垫来调整高度

安全栏有助于保持中立姿势，保证安全

Tip

① **坐便器和蹲便器哪种较好？**

为了预防疼痛，坐便器比蹲便器更好。虽然蹲姿可以放松内脏器官和肌肉，有助于排便，但是由于要过度弯曲髋关节、膝盖和脚踝，会对相应部位造成负担。腰背弯曲还会造成腰椎间盘损伤。

② **便秘会加重腰痛！**

为排便而用力的姿势会使腰部弯曲、腹压增高，诱发腰椎间盘损伤，所以，如果腰痛严重还伴有便秘，应先通过调整饮食、运动、使用药物治疗便秘。

③ **便后擦拭时两侧轮换！**

便后擦拭时经常歪向一侧，会给腰部带来负担。便后擦拭时尽量两侧轮换，即两手轮换擦拭。

04

使用洗手池

疼痛部位 × 脊椎（颈部、背部、腰部）

BAD 在洗手池进行刷牙、洗脸、洗头等活动时，头部和腰部向前弯曲，可能会引起疼痛。

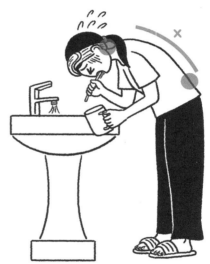

GOOD 使用洗手池时，在保持颈部和腰部中立的状态下，收髋关节，使上半身下移。如果想让上半身更低，不要弯腰，可以更大幅度地屈膝或拉开双腿之间的距离。可以将其想象成深蹲的姿势，调整到合适的高度即可。

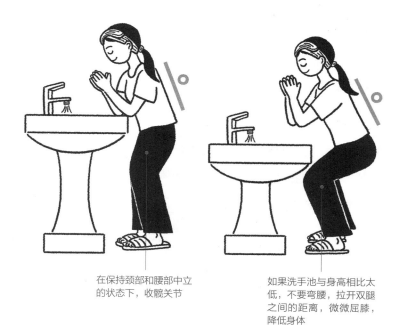

在保持颈部和腰部中立的状态下，收髋关节

如果洗手池与身高相比太低，不要弯腰，拉开双腿之间的距离，微微屈膝，降低身体

05

洗澡、洗头

疼痛部位 ✕ 脊椎（颈部、背部、腰部）、肩部、
手肘、手腕、手指

BAD　　洗头时低头、弯腰可能会产生疼痛。

如果将花洒举过头顶使用，就会做出手臂高于肩膀的姿势，可能会引发肩峰撞击综合征。此外，用力抓花洒或屈关节、长时间使用花洒也会给手指、手腕、手肘带来负担。

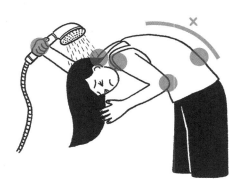

洗头时可以将花洒挂起来使用，也可以使用固定的淋浴器。如果平时腰痛得厉害，洗脸也一起进行更好。

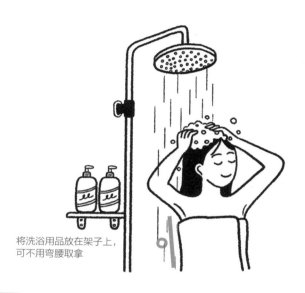

将洗浴用品放在架子上，可不用弯腰取拿

Tip

① 洗发水、香皂等洗浴用品放在架子上！

如果将洗浴用品放在地上，每次使用时都要弯腰，有患腰椎间盘突出症的风险。

② 使用可弯曲的刷子！

肩部疼痛严重而无法抬起手臂时，可弯曲的刷子有很大帮助。

③ 使用防滑垫或防滑贴！

在浴室里滑倒，容易受伤，如果颈部或腰部严重扭伤，还会出现脊髓损伤，从而造成腿部瘫痪。此外，还会出现骨折、关节损伤、韧带拉伤等。有时为了避免跌倒而做出支撑的动作，同样也会让身体受伤。此时防滑产品可派上用场！

06

吹头发

**疼痛部位 × 脊椎（颈部、背部、腰部）、肩部、
手肘、手腕、手指**

BAD 手臂举过头顶用毛巾擦头发或使用吹风机，可能
引起肩部疼痛。

低头吹头发对颈部和腰部都不好。如果为了不让毛巾或吹风机
掉落而用力抓住，有发生手指关节炎的风险，如果用力摇晃，
可能会引起手腕和手
肘疼痛。

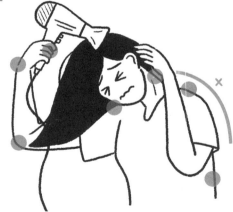

GOOD 在端正站立的姿势下，在拿着毛巾或吹风机的手的一侧手臂不超过肩膀线的范围内使用。维持不过度折压手腕的舒展状态，利用肩关节和肘关节，轻拿毛巾和吹风机弄干头发。

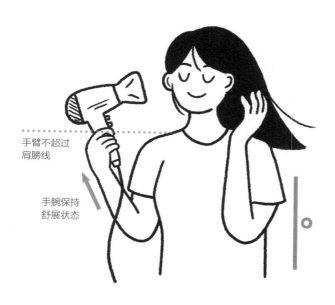

手臂不超过
肩膀线

手腕保持
舒展状态

Tip

使用支架固定吹风机，不必再做将吹风机举过头顶或摇晃的动作，有助于预防肩部、手肘、手腕疼痛。

07

穿短袜或长筒袜

疼痛部位 × **脊椎（颈部、背部、腰部）、骨盆、髋关节、膝盖、脚踝、脚**

BAD 如果蜷缩在地板上或椅子上，膝盖紧贴胸口穿袜子，腰部和颈部会弯曲，会引起脊椎疼痛。髋关节和膝盖过度屈曲，会导致髋关节及膝盖疼痛或骨盆扭曲，造成骨盆失衡。

站着抬起一条腿贴于胸前穿袜子，容易因失去平衡而摔倒，所以应避免。而穿长筒袜时，如果先将脚放入，为了将长筒袜拉上来，就要弯好几次腰再起身，这样会给腰部带来负担，在这个过程中很容易因失去平衡而摔倒。

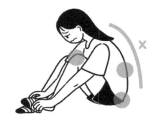

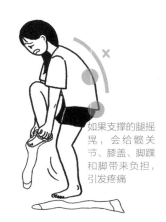

如果支撑的腿摇晃，会给髋关节、膝盖、脚踝和脚带来负担，引发疼痛

① 坐在有靠背的椅子上，腰部保持中立。

② 将一侧脚踝放在另一侧膝盖上。

③ 将袜子从袜口卷到前面后再穿。

④ 将脚放入袜子，使脚趾直接碰到袜尖，在维持腿部姿势的状态下向上拉袜子。

穿连裤袜时，在保持腿部姿势的状态下，将一侧拉至髋关节附近，另一侧以同样的方法往上拉，在保持腰部中立的状态下慢慢将连裤袜拉至臀部穿好。

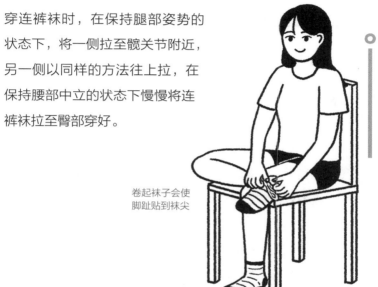

卷起袜子会使
脚趾贴到袜尖

Tip

① 先穿袜子，再穿裤子！

如果在穿好裤子的情况下穿袜子，裤子会妨碍髋关节弯曲，使腰部更弯曲，此时腰部容易产生疼痛。

② 使用穿袜辅助器！

腰痛严重、因怀孕或手术等行动受限、平衡感下降的人群，使用穿袜辅助器比较容易穿上袜子。

08

穿裤子

疼痛部位 × 脊椎（颈部、背部、腰部）、骨盆、
髋关节、膝盖、脚腕、脚

BAD 坐在地板上弯腰穿裤子，容易引发腰痛。
如果在站立状态下腿卡在裤裆处，力量不足者很容易失去重心而身体摇晃，进而增加站立腿的负担，很有可能摔倒，非常危险。特别是直接将腿塞入瘦腿裤时，由于脚踝部分尤为狭窄，颈部、腰部、髋关节、膝盖、脚踝等部位会弯曲得更厉害。如果没有穿好，弯曲的时间还会延长，所以腰部疼痛者应避免做出这种姿势。与穿长筒袜时一样，向上拉裤子时如果需要多次弯腰、直腰，腰痛会加重。

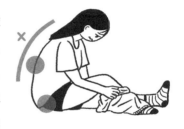

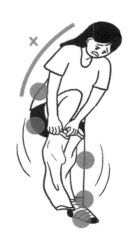

① 坐在有靠背的椅子上，腰部保持中立。

② 将一侧脚踝放在另一侧膝盖上。

③ 将裤子从裤腰卷到裤脚。

④ 慢慢将卷好的裤子套至膝盖以上。

腿部姿势换成相反的姿势，另一侧也用同样的方法穿，然后站立，在腰部保持中立的状态下慢慢将裤子拉至臀部穿好。

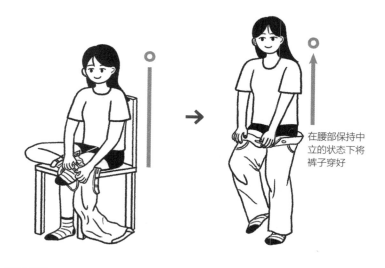

在腰部保持中立的状态下将裤子穿好

Tip

① 如果腰痛，果断扔掉紧身裤！

坐在椅子或地面上时，没有弹性且紧贴在身上的紧身裤会强烈压迫下腹部。此时腰部被迫弯曲，很难保持中立状态，腰痛会加重。

② 穿裤子时用夹子吧！

髋关节不舒服或柔韧性不足的人穿裤子时可以用夹子。坐在椅子上，在腰部保持中立的状态下，用夹子夹住裤子，穿好一侧裤腿后，再穿另一侧裤腿，然后站立，慢慢将裤子拉起来穿好。

09

穿上衣

疼痛部位 × 肩部

BAD **T恤：**如果先将头穿过T恤后再伸出双臂（特别是T恤紧或弹力小的情形），肩部或手臂需要费力地放入T恤，会产生不适感。

衬衫或夹克：将手臂绕过头顶穿衬衫或夹克，举过头顶的手臂和肩膀发生冲撞，会造成肩部疼痛。

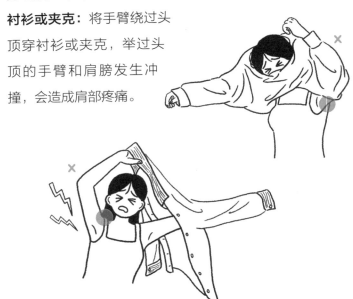

T恤： 穿的时候先将双臂伸入袖子再套头。套头时注意不要过度弯曲颈部。

衬衫或夹克： 先将手臂放入衣服袖子。如果一侧手臂疼痛或不适，先穿该侧袖子。

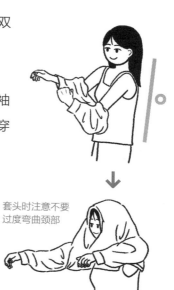

套头时注意不要过度弯曲颈部

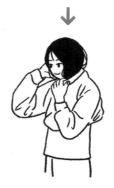

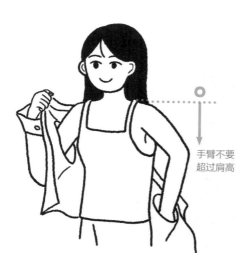

手臂不要超过肩高

10

穿鞋

疼痛部位 × 脊椎（颈部、背部、腰部）、骨盆、
髋关节、膝盖、脚踝

BAD　站立状态下弯腰、蹲坐在椅子上或蹲在地面上
系鞋带，可能会引起腰部、髋关节、膝盖、脚
踝疼痛。

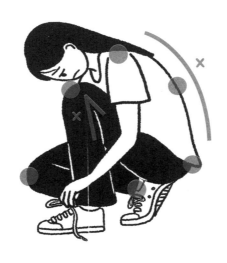

以正确的姿势坐着，先拿起鞋子将鞋带系上，然后将鞋子放在地上，站立后用长把鞋拔子穿鞋。

如果鞋带需要重新系上，将脚放在高处，在腰部舒展的状态下进行。没有长把鞋拔子时，像穿袜子时（参照第59页）一样，坐在有靠背的椅子上，腰部保持中立，将一侧脚踝放在另一侧膝盖上，穿鞋后系好鞋带。

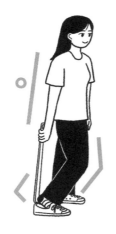

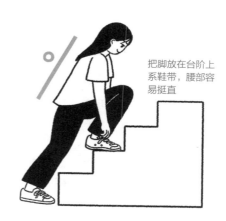

把脚放在台阶上系鞋带，腰部容易挺直

Tip

① 应该穿什么样的鞋？
具有走路时会随着脚底的活动而弯曲的薄鞋底和可以让脚趾自由活动的鞋面的轻便鞋是最好的选择。

② 准备一个高跟鞋口袋！
穿高跟鞋时，骨盆会向前倾斜，臀部会向后倾斜，这会给腰部、膝盖和脚踝带来负担，引起疼痛。另外，脚部的压力会集中在脚部前方，导致神经肿胀，从而造成脚掌疼痛。尖头鞋可使脚变形（拇外翻）。如果因为职业需要等必须穿高跟鞋，可以带一双舒服的鞋，高跟鞋只在必要时穿一会儿。

③ 穿魔术贴鞋！
如果腰痛严重或手部不适，很难系鞋带，可以穿魔术贴鞋。

11

背背包

疼痛部位 × 脊椎（颈部、背部、腰部）、肩部

BAD 如果背包的肩带过长，身体重心会向后倾斜，就会形成腹部向前、胸部向后、颈部向前的姿势。

如果这种姿势持续下去，会诱发乌龟颈。

而且如果背包的肩带过长，每走一步肩带都会晃动，会给肩膀带来负担，还会使上半身更向下，很容易引发腰部疼痛。如果两侧的肩带长度不同，会给肩膀一侧增加负担，从而使肩膀高度不对称。

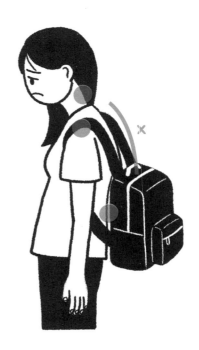

GOOD 背部微倾时，将肩带调短，将背包往上背，使背包的重心位于胸罩线（胸椎7~9节）和腰带（腰椎4~5节）之间。背包要尽量贴在身上，最好让背包和身体成为"一个整体"。一定要确保两侧肩带长度一致。

将肩带调短，可以防止背包下垂晃动，保持重心平稳、身体平衡，保护脊椎和肩膀。特别是需要长时间背着沉重的背包移动或工作时，一定要将肩带调短。

宽度宽且有软垫的肩带较好，如果背包底部有垫板，会有助于保持平衡。

背包重的时候，系上胸带和腰带，可防止背包晃动

Tip

① 什么样的包比较好？

相对来说，使用双侧肩膀的背包是最好的。在只使用一侧肩膀的包中，可以交叉背的斜挎包可以分散包的重量、减轻肩膀的负担，比单肩包更好。

② 包的合适重量是多重？

不要超过体重的10%。

③ 平时也使用行李箱！

如果需要长时间提着沉重的物品，最好使用可以在腰部保持中立的状态下进行拖拽的行李箱。

12

旁侧背包

疼痛部位 × 脊椎（颈部、背部、腰部）、肩部

BAD **斜挎包：** 如果将包带拉长，仅用一侧肩膀背包，会给肩关节带来负担，导致脊椎不平衡。

肩包： 如果挎在手肘上或单手拿着，仅动用手臂力量，包会远离身体，移动时由于包无法固定，会造成身体重心不稳。如果包较重，会导致身体重心随之晃动，关节的负担会加重。

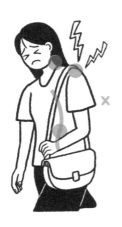 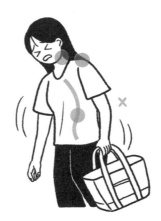

GOOD **斜挎包：** 将包带尽量调短，经过头部，从一侧肩膀背到另一侧腰部。这样包的位置会离身体更近。因为包的重量被左右分散，脊椎的负担可以降到最低，双手也可以解放。

肩包： 背在肩上，用手臂将包贴在腋下。包带的长度以手在肋部高度抓住包带可以固定的程度为宜。

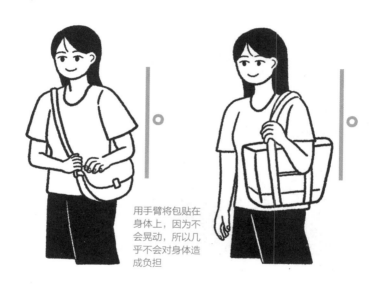

用手臂将包贴在身体上，因为不会晃动，所以几乎不会对身体造成负担

Tip

① **左右换着背！**

单肩背的包每20~30分钟换一侧肩膀背。

② **如果物品多，请分开拿！**

避免仅让一侧肩膀承担较大负荷，可以准备环保购物袋，将物品分装，分别扛在两侧肩膀上，这样可以减轻肩部和腰部的压力。

Chapter 2

移动时这样做，所以感到疼痛

■

上下班及外出时

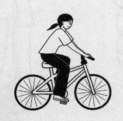

李女士上下班主要乘坐地铁。因为家与地铁站的距离不太远，所以她步行去地铁站。即使路上的时间较短，她也会低着头用手机浏览信息，走着走着就感觉脖子僵硬、手臂发麻。偏偏上一班地铁刚刚过去，只能等一会儿了。她一边想着"难道一大早运气就不好"，一边把一侧肩膀靠在墙壁上斜站着，这回腰也麻了。终于坐上了地铁。很久才来的地铁连下脚的地方都没有。因为没有可以抓的把手，她将手臂举过头顶抓住了高高的横杆，肩膀开始酸疼。地铁站与公司的距离有些远，为了避免迟到，她得骑共享单车。但是只剩一辆车座高度调整装置坏了的共享单车。没办法，只能骑这辆了，因为车座太低，她每次踩踏板膝盖都会疼一下。

现在才9点钟，但好不容易没有迟到的李女士感到四肢、腰部、肩部、颈部都没有不疼的地方，真的很想回家。但是今天工作比较多，她一直加班到很晚。因为忙到很晚了，早上骑共享单车骑得膝盖也疼，要带回家看的资料也很重，所以她叫了出租车。因为心急，进出租车时先将头伸了进去，她把腰扭了。终于到家了，她提着沉甸甸的文件包下车，腰部发出"咔"的一声。

13

行走

疼痛部位 × 脊椎（颈部、背部、腰部）、骨盆、
髋关节、膝盖、脚踝、脚趾

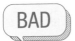 边走路边低头看地面，或边走路边看手机，很容
易造成颈椎间盘损伤。挺着肚子或弯着腰走路，
很容易引发腰部疼痛。

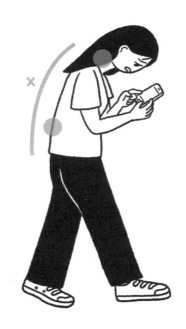

① 胸部微微抬起，两侧肩胛骨最大限度地贴合，胸部打开，颈部和腰部挺直。

② 当迈出的脚落地时，膝盖伸直。此时膝盖不要向内或向外旋转。

③ 脚跟落地后，整个脚掌用力蹬地。

④ 脚和膝盖朝向前方，平行向前走。

⑤ 最后注意大脚趾也要落地。

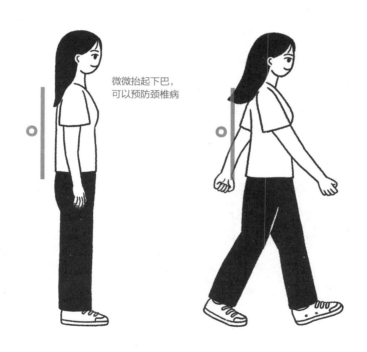

微微抬起下巴，可以预防颈椎病

确认步态

1. 会导致O形腿的"外八"走路姿势

脚尖向外张开超过标准线15度以上的"外八"走路姿势不好。如果持续这样走路，就会出现膝盖向外的O形腿变形。O形腿与正常腿形相比，下肢的重心向膝盖内侧倾斜，会损伤内侧膝盖软骨，即使年纪轻轻也会患上退行性关节炎。另外，由于骨盆向外张开，会形成挺着肚子、腰向后弯的姿势，给脊椎关节带来负担，从而造成椎管狭窄。

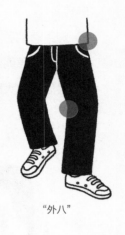

"外八"

2. 会导致X形腿的"内八"走路姿势

脚尖向内并拢超过标准线15度以上的"内八"走路姿势也不好。如果持续这样走路，就会出现膝盖向内的X形腿变形。X形腿与正常腿形相比，下肢的重心向膝盖外侧倾斜，膝盖外侧和脚踝内侧负荷增大，关节炎发病率会增加。重心会向前倾斜，因此也会给颈部带来负担。

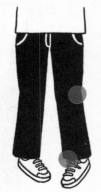

"内八"

3．对关节有害的走路姿势

事实上，长期走一字步或X字步的模特步也会对关节造成伤害。拖着脚走路、慢吞吞地走路、摇摇晃晃地走路也会给关节带来负担。

4．我家孩子的腿形是O形腿、X形腿吗

随着成长，孩子的腿形会发生变化。胎儿在母亲子宫内呈现蜷缩姿势，所以出生时腿形看起来像O形腿，之后腿形逐渐矫正，1～2岁时呈直线，2～3岁时看起来像X形腿，4岁以后又呈直线，6～7岁时慢慢地呈现与成人相同的微微像O形腿的形状。这种在孩子身上出现的腿形变化是一种正常的生长过程，只要符合年龄特点，就没有必要太过担心。

5．越是着急，越不要跑！跑步时，步幅要宽

跑步时膝盖的负重比走路时更大，所以步幅要宽一些。如果走路时步幅比平时的步幅宽一些，腹肌受力，臀肌也可以更好地使用，会增加肌肉刺激。这样走路可以锻炼腹肌，并收获提臀效果。

6．不穿紧身裙或紧身裤

紧身裙或紧身裤虽然漂亮，但穿着走路时会妨碍腿部的活动，会给髋关节及膝关节带来负担。此外，腹部或腿部收紧的衣服在做出挺胸的坐姿时会挤压腹部或腿部，使腰椎正常的生理曲度难以维持。如果特别想穿紧身裙或紧身裤，可以选择有弹性的产品。

1. 我的腿形是O形腿或X形腿吗

最理想的结构是从髋关节到脚踝中心沿直线连接时，连接的中心线经过膝盖中心或稍偏向内侧。从正面来看，双腿贴在一起舒服地站立时，以中心线为基准，如果膝盖位于中心线外侧，则为O形腿；如果膝盖位于中心线内侧，则为X形腿。

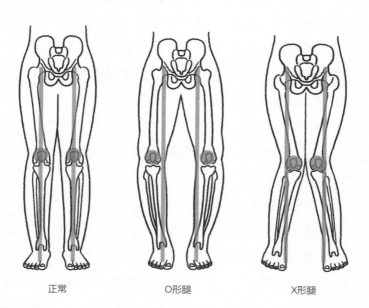

正常　　　　　O形腿　　　　　X形腿

2. 我走路的姿势是"外八"或"内八"吗

①走路时确认脚尖！

脚的中心轴是从脚后跟的中间穿过第二个脚趾的线，即在评价走路姿势时，脚尖的基准是第二个脚趾。请确认一下当我们舒适地走路时第二个脚趾所指的方向。将第二个脚趾所指方向与行走方向做对照，如果向外张开15度以上，则是"外八"；如果向内收拢15度以上，则是"内八"。

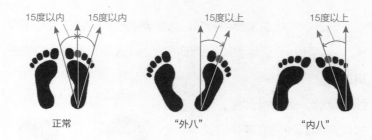

②确认腿形！

有O形腿的人走路姿势很可能是"外八"，有X形腿的人走路姿势很可能是"内八"。

③确认鞋子！

鞋子的外侧磨损，走路姿势可能是"外八"；鞋子的内侧磨损，走路姿势可能是"内八"。

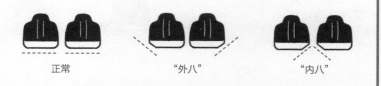

14

站着等公共交通工具

疼痛部位 × 脊椎（颈部、背部、腰部）、骨盆、

髋关节、膝盖、脚踝、脚趾

BAD 　　弯曲颈部和腰部，骨盆向后倾斜的站立姿势不仅
会引起腰部和颈部疼痛，还会使骨盆等骨骼发生
扭曲。

腰腹挺起，上半身仰起，骨
盆向前倾斜的站立姿势会使
上半身的重量落在腰部前
侧，使脊椎周围的肌肉严重
收缩，从而严重压迫腰椎间
盘，对其造成损伤。

双腿或双脚交叉或靠在墙上
的单腿站立姿势也会造成腰
部、骨盆、下半身不平衡，
可能会造成损伤。

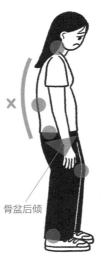

骨盆后倾

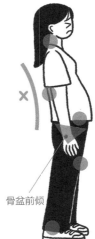

骨盆前倾

GOOD 双脚微微分开，骨盆保持中立，胸部向上抬起，两侧肩胛骨最大限度贴在一起站立。这个姿势使上半身的重量落在腰部后侧，腰部肌肉无须用力，可以自然地维持腰椎的正常生理曲度。这样可以将腰椎间盘受到的压力降到最小。此时下颌微微抬起，可预防颈椎损伤。

如果腰部塌陷，颈部也会塌陷，所以站立时尽量保持腰部挺直。

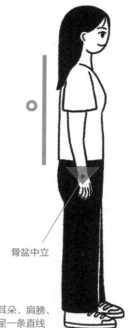

骨盆中立

从侧面看，耳朵、肩膀、臀部、膝盖呈一条直线

Tip

① 不要弯着颈部长时间看手机！

站着看手机时，将手臂抬至颈部不用弯曲的高度看。如果手臂不舒服，可以使用手机支架。

② 等待时放下沉重的行李或包！

特别是必须要用身体一侧拿的行李或包，等待时要将其放在地面上，以防止身体两侧不平衡。

重要的物品可以与其他行李分开，放在背包里背着。

15

站着乘公共交通工具

疼痛部位 × 脊椎（颈部、背部、腰部）、肩部、手肘、

手腕、手指、骨盆、膝盖、脚踝、脚

BAD 与站着等公共交通工具时一样，不要取长短腿姿势或靠在门上斜站着。

握住把手时，如果手肘超过肩高，可能会造成肩部损伤，要

尽量避免。两侧肩膀紧张，

手臂和肩膀就无法对抗晃

动。握住把手时，把手和

身体离得越远，颈部和腰

部越容易弯曲，可能引发

颈部和腰部疼痛。

握住把手时，如果手握得

太紧，可能会引发手指关

节炎。此外，如果用力弯

曲或扭动手腕，也会造成

手腕疼痛。

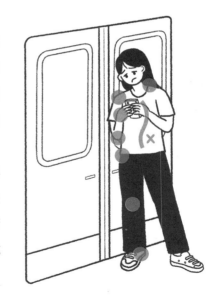

GOOD 根据前面练习过的正确站立姿势（参照第79页）站立。身体放松，背部挺直，双脚分开与肩同宽，膝盖微屈，适应晃动。

抓握把手时要根据身高选择合适的把手，尽量使杆和身体靠近，避免颈部和腰部前倾。如果把手过高，可握住竖杆或椅子扶手。

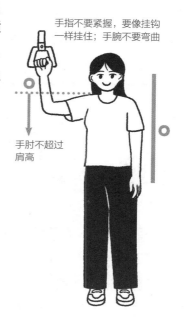

手指不要紧握，要像挂钩一样挂住；手腕不要弯曲

手肘不超过肩高

Tip

① 用双手抓把手！

有充足的把手时，双手各抓一个把手，可保持平衡，避免身体向一侧倾斜。

② 到站了，换另一只手抓把手吧！

在晃动的地铁里，如果只用一侧手抓把手，身体会失去平衡倒向一侧，此时可以双手轮换抓把手。

③ 可以时不时抬起脚后跟！

小腿被称为人的第二心脏。抬起脚后跟，使小腿肌肉收缩，可以促进血液循环。另外，抬起脚后跟还可以减轻脚底疲劳。

16

坐着乘公共交通工具

疼痛部位 ✕ 脊椎（颈部、背部、腰部）、肩部、骨盆、

髋关节、膝盖、脚踝、脚

BAD 弯着上身、跷着二郎腿看手机的姿势可诱发颈部、腰部、骨盆和髋关节疼痛。低着头睡觉或伸出下巴向前低头的姿势也会造成颈部和腰部疼痛。如果采取背

部不靠着椅背，臀部搭在椅子上的坐姿，会使腰部和颈部紧张。如果紧张状态持续，最终会导致腰部和颈部弯曲或倾斜。如果采取上身向后仰，靠着椅背，臀部自然向下滑落的坐姿，尾骨触碰到椅面，会产生疼痛，自然地弯腰，也会引发腰痛。

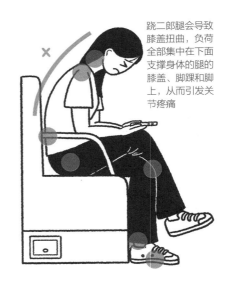

跷二郎腿会导致膝盖扭曲，负荷全部集中在下面支撑身体的腿的膝盖、脚踝和脚上，从而引发关节疼痛

腰部挺直，坐在椅子深处，腰部和背部靠在椅背上，以分散体重。这样骨盆就会挺直，腰部就舒服了。

长时间坐在移动的飞机或公共汽车座位上时，尽量不要将靠背向后仰。如果靠背没有支撑腰部和颈部的部分，可以用毛巾、靠垫、水瓶等来支撑，以防止椎间盘损伤。如果必须将靠背向后仰，也可以使用同样的方法。

椅背太远而无法靠坐，或尾骨疼痛时，可将毛巾或靠垫垫在臀部，使臀部高于膝盖，然后挺直腰部而坐。由于臀部被垫高，上半身会自然地向前倾斜，体重会分散到脚掌，这样即使没有靠在椅背上，也可以保持腰部挺直的姿势。

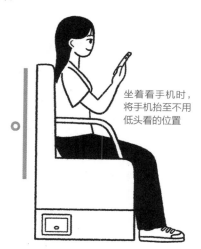

坐着看手机时，将手机抬至不用低头看的位置

Tip

穿较短的下装时，随身携带能盖住膝盖的物品！

穿短裙或短裤时，即使双腿并拢坐着，也可能会走光，因此可能会养成跷二郎腿的习惯。此时，用围巾、毯子、外衣等盖住膝盖就可以采用正确姿势了。

17

上、下车

疼痛部位 × 脊椎（颈部、背部、腰部）

 上车时： 如果头部先伸进车内，腰部和颈部会弯曲，会引起颈部和腰部疼痛。

下车时： 如果急匆匆地向前弯腰，上半身先伸出车外，容易造成腰椎间盘损伤。

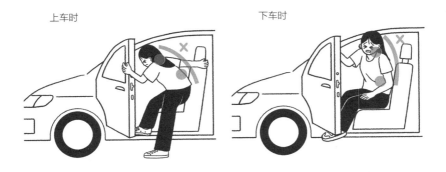

上车时

下车时

上车时：

① 用手臂力量抓住车门，以分散体重。

② 在背部挺直的状态下，脚后跟用力，使髋关节弯曲，臀部先坐到车座上。

③ 双腿依次进入车内。

下车时：

① 慢慢移动双腿，使双腿依次落地。

② 抓住车门，分散上半身的重量，以免上半身的重量完全集中在腰椎上。

③ 保持背部挺直的姿势，脚后跟用力，慢慢伸展髋关节站起来。

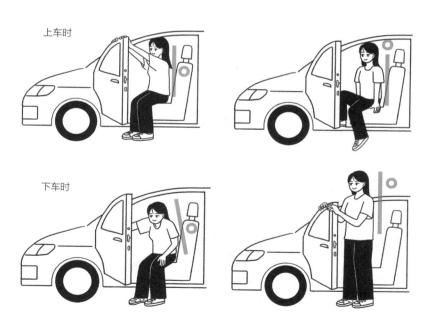

上车时

下车时

18

开车

疼痛部位 × 脊椎（颈部、背部、腰部）

BAD **贴着方向盘开车：**如果将车座调近，颈部和腰部弯曲，紧贴着方向盘开车，膝盖会严重弯曲，引发疼痛。同时，这会给颈部、腰椎间盘带来负担，还会使肩部肌肉紧张。这种姿势会使驾驶者的视野缩小，无法大范围转动方向盘，如果安全气囊被打开，在完全膨胀之前就可能会接触到面部而产生压迫。

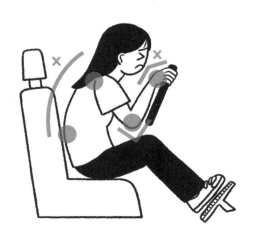

过度后仰开车： 臀部滑坐下来，颈部和腰部向后仰，会对腰部和颈部造成负担。如果驾驶者与方向盘的距离超过手臂长度，发生紧急情况时会很难控制方向盘。即使是踩刹车，也有可能因为无法正常用力而发生危险。

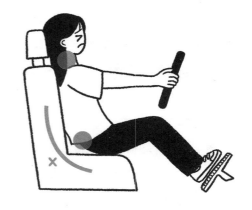

单手开车： 如果单手握住方向盘驾驶，肩部的左右高度会发生变化，脊椎也会向一侧弯曲，握住方向盘的距离会变远，位置会变高，可能会引发肩峰撞击综合征。发生紧急情况时，因为另一只手远离方向盘，无法迅速应对。

穿高跟鞋开车： 用于操作的脚的脚后跟支撑不稳，开车时膝盖得不断抬高，支撑的脚也处于弯曲的状态，会给脚踝和膝关节带来负担。因为穿高跟鞋开车很难准确操作踏板，所以有发生事故的危险。

GOOD ① **端坐：** 将臀部坐在座椅坐垫和靠背之间，使腰椎前弯，与靠背紧贴。

② **调整靠背角度：** 左手抓握方向盘9～10点的方向。然后，转动方向盘将左手定位于2～3点的方向，调整角度直到左肩和背部不离开座椅靠背为止。虽然体形不同可能会有所偏差，但这样调整后的靠背角度是从90度到稍微向后倾斜的100～110度。如果肩部不紧贴靠背，身体就无法被正常支撑，会造成肩部和腰部疼痛。

③ **调整座椅前后间距：** 将座椅调整到坐在驾驶座上用右脚踩刹车踏板踩到底时膝盖稍微弯曲的程度。如果膝盖完全伸直，刹车踏板就无法踩到底，这非常危险。此外，如果膝盖接触到方向盘和方向盘支架下方，发生事故时，膝盖可能会撞到方向盘上，导致受伤。调整座椅时，要使方向盘与膝盖之间、方向盘与支架之间留出一拳左右的空间。最好确保膝盖有足够的伸展空间。

④ **手握方向盘的位置：** 手必须位于方向盘3点和9点的方向。如果在上述位置以上进行操作，手臂就得抬得比肩膀高。这样就会扩大操作范围，可能造成手臂和肩部疼痛，也会增加操控方向盘的难度。

⑤ **手肘角度：** 握方向盘时，手肘不是平展的状态，而是微微弯曲的，以45度左右的角度轻握方向盘，有助于吸收冲击。

⑥ **汽车头枕高度：** 汽车头枕的最高处调至头顶与眼睛之间的位置，头部与汽车头枕的间隔不要太远。汽车头枕作为在后方受到冲击时保护驾驶者颈部的装置，如果高度调节不当，反而可能对驾驶者造成严重伤害。

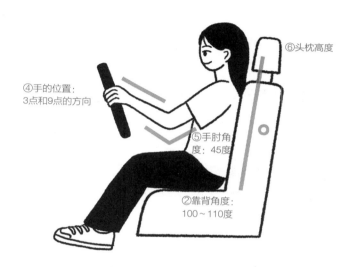

④手的位置：
3点和9点的方向

⑤手肘角度：45度

⑥头枕高度

②靠背角度：
100～110度

Tip

① **腰痛的人选择什么样的车更合适呢？**

驾驶座上座椅较高的SUV（运动型多用途汽车）对腰痛的人更友好，驾驶者在上下车时不用太弯腰，髋关节的位置高于膝关节，更有助于保持腰椎前凸的正常生理曲度。

② **如果腰部和颈部疼痛严重，使用靠垫。**

在安全带经过的腰部和背部上部放柔软的靠垫，维持腰部的正常生理曲度。在每次等红灯时，可以抽空做做伸展动作（参照第122～123页、第127页），以减轻颈部和腰部疼痛。

19

往车里放东西和从车上取东西

疼痛部位 × 脊椎（颈部、背部、腰部）、

肩部、手肘、手腕

BAD 不要拿着重物直接上车。拿着重物上车本身就会给腰部带来负担。进入狭窄的空间，肩部、手肘、手腕很容易扭伤，使这些部位产生疼痛。另外，如果要在车内将重物放在副驾驶位，需要在脊椎负重的情况下扭动腰部，这样可能会造成腰椎间盘受损。仅凭手臂的力量将重物移向旁边，还会给肩部、手肘和手腕带来负担。

停车拿行李时，不要在车内弯腰收拾行李、拿取行李。取后备箱里或旁边座位上的行李时，也不要单臂拉出行李或弯腰取出。

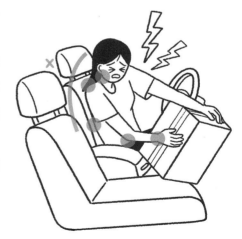

GOOD 装行李时，要挺直腰部，屈膝用双手将行李尽量靠近身体抬起，然后慢慢装到车上。比起副驾驶位或后排座位，较高的后备箱更容易放入和取出行李。因为不用长时间弯腰向深处放行李，所以腰痛的时候这种方法比较好。取行李时，也要先下车固定腰部，再将行李紧贴身体取出。

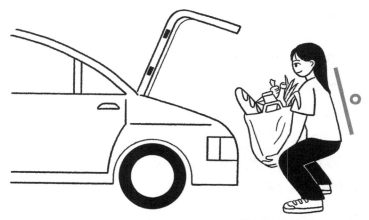

脚尖不要超过膝盖，挺直腰部，收髋关节和膝盖，身体放低后再取放行李

20

骑自行车

疼痛部位 × 脊椎（颈部、背部、腰部）、肩部、手肘、

手腕、骨盆、髋关节、膝盖、脚踝

BAD **车座的高度：**

如果车座的高度低，膝盖弯曲的角度就会变大，膝盖内压力升高，双腿会呈V字形分开，以增加踩踏板的可能性，膝盖很容易发生损伤。

如果车座过高，骑自行车时会过度弯腰，这会造成腰痛，严重时会发展成腰椎间盘突出症。另外，踩踏板时会使腿部过度伸直，引起大腿后侧肌肉及肌腱发炎。

车座与车把的距离：

如果车座与车把的距离太远，手臂就会过度伸直，这样从前轮上传来的冲击力会直接从手掌传到肩膀，容易引起伴有手麻症状的腕管综合征、伴有手肘疼痛的外伤性炎症及肩部旋转带肌腱损伤。

踩踏板的位置：

如果用脚的中间部分踩踏板，容易使胫骨转动，从而使膝关节扭曲，造成软骨损伤。

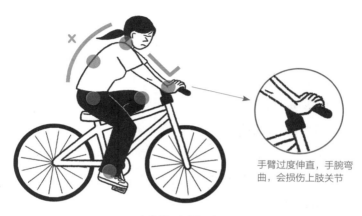

手臂过度伸直，手腕弯曲，会损伤上肢关节

车座低、车把远时

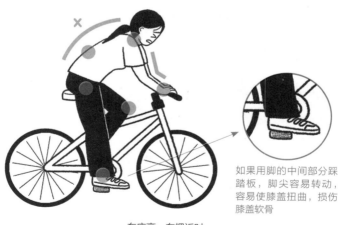

如果用脚的中间部分踩踏板，脚尖容易转动，容易使膝盖扭曲，损伤膝盖软骨

车座高、车把近时

GOOD ① 抓车把的双手之间的距离要比肩膀稍宽，手臂放松，手肘微屈，以减轻肌肉的负担。这种姿势可以缓解冲击力，从而减轻肩膀疼痛和疲劳。

② 将刹车杆和车把调成45度，尽量缩小刹车时手腕弯曲的程度。拇指一定要放在车把下，中指放在刹车杆上。

③ 当一侧踏板在最低位置时，调整车座高度，使膝关节呈15~20度。膝关节炎患者可以将车座的高度稍微抬高，调整至踮脚勉强能接触地面的程度，这样可以缩小膝关节弯曲程度，减轻膝关节负担。

④ 用脚趾正下方踩踏板，使脚和膝盖不偏向内侧或外侧。踩踏板时，有效使用大腿前侧、大腿后侧和臀部的肌肉。

⑤ 腰部和胸部挺直，利用髋关节向车把倾斜30~45度。此时注意背部不要弯曲。

⑥ 行驶过程中，每1分钟抬头放松一下颈部肌肉。避免长时间骑自行车在路上行驶，每20分钟停下来休息一下，做做伸展运动。

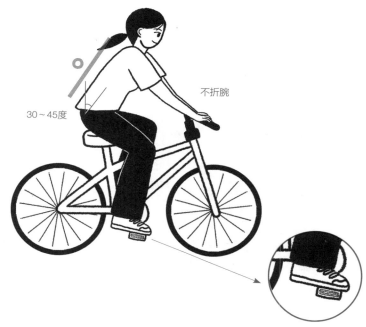

30~45度

不折腕

用脚趾正下方踩踏板

① 如果腰痛严重，应该骑哪种自行车？

比起需要大幅度弯腰才能骑的运动自行车（比赛型），可以直立着上身骑的普通自行车更好。

② 骑车时接触车座的臀部和胯部疼痛怎么办？

如果坐骨（坐着的时候接触的部分）宽度与车座宽度不匹配，或者车座过低或过高，车座无法充分地支撑臀部，每次踩踏板时臀部都会左右移动，会导致臀部总是与车座碰撞。另外，长时间采取一个姿势时，随着压力的累积，阴部神经和腹股沟感知能力下降，可产生疼痛感。

为解决这个问题，一定要选择与自己坐骨宽度相符的车座。如果车座稳定，身体不会随意移动，臀部也不会随意倾斜摆动。买自行车前，一定要试着踩一踩踏板，一定要确认臀部是否左右倾斜严重，腿部是否受力过多。

Chapter 3

工作时这样做，所以感到疼痛

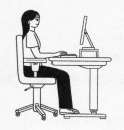

李女士今天在电脑前感到很难受。午餐前有报告要交，因为写得太慢了，所以她感到压力很大。她轮换着看放在桌子上的资料和电脑，突然喊道："哎哟，我的脖子呀……"痛感沿着脖颈袭来，她感觉头很沉重。因为刚刚换部门，李女士对业务不太熟悉，感觉桌子和椅子也非常别扭。椅子对李女士来说太高了，桌子又太低了，每次工作时，她都得弯着腰，从腰部到腿部都感到发麻。只要转动颈部和腰部，就会发出"咔咔"的声音，症状不断加重。这时，"丁零"一声，手机铃声响了起来。"这么忙，到底是谁呀！"情急之下，她将手机夹在一侧耳朵和肩膀之间通话，双手继续敲着键盘。就这样，在通话过程中，"哎哟，我的脖子呀！"这句话她差点脱口而出。这时，正好位于耳朵和肩膀之间的手机滑落下来。为了捡手机，她急忙弯腰，腰部发出"啪"的一声，痛得更厉害了。她好不容易完成了报告，准备打印出来，碰巧赶上没纸了。她在物品室里弯腰拿纸盒时发出了"啊"的一声惨叫。看来今天也是李女士的腰受罪的一天。

21

坐在椅子上工作

疼痛部位 ✕ 脊椎（颈部、背部、腰部）、骨盆、髋关节、
膝盖、脚踝、脚趾

BAD　**椅子不好：** 如果长时间坐在没有靠背的椅子上工作，由于肌肉疲劳，很难维持腰部的正常曲线。

如果椅子也很低，膝盖的位置就会高于髋关节，骨盆就会向后转动。这种姿势容易使腰部弯曲，从而引起腰痛。

如果椅子过高，整个脚掌无法着地，体重就不能分散到脚上，会给腰部带来负担。这一姿势会使脚尖长时间支撑身体，使脚和踝关节过度弯曲，从而使相应部位感到不适。

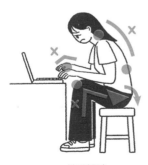

椅子低时

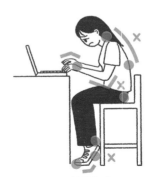

椅子高时

坐姿不良：臀部滑落，肩膀靠在椅背上，颈部前伸的姿势会引发腰痛，也可能会造成乌龟颈。相反，如果臀部紧贴椅背，挺着腹部和胸部坐着，脊椎周围肌肉强烈收缩，肌肉会疲劳，最重要的是椎间盘内部压力会升高，从而导致椎间盘损伤。（参照"坐着乘公共交通工具"第82页）

腿部姿势不良：背部离开椅背、驼着背、双腿架到桌子上的坐姿都对脊椎健康不利。

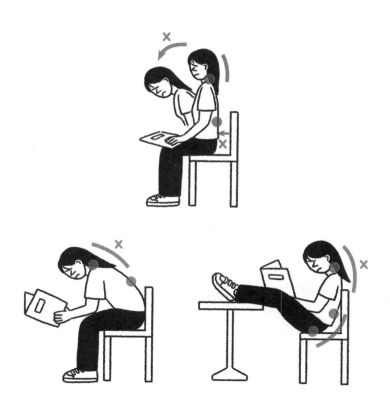

坐在椅子上跷二郎腿，在椅子上盘腿坐、抬起腿蜷缩着坐、一侧腿抬至椅面上坐、跪坐，坐时将脚放在椅子底下移至膝盖后方的姿势，不仅会对腰部造成伤害，还会对膝关节及踝关节造成伤害。

坐在椅子上时不能做的腿部姿势！

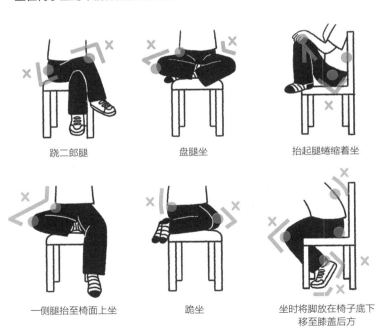

跷二郎腿　　　　　　盘腿坐　　　　　　抬起腿蜷缩着坐

一侧腿抬至椅面上坐　　　跪坐　　　　坐时将脚放在椅子底下
　　　　　　　　　　　　　　　　　　　移至膝盖后方

GOOD 臀部紧贴在椅背上坐着。骨盆由骶骨、尾骨和髋骨构成。髂骨是髋骨的一部分。我们坐在椅子上时，将手指垫在臀部下面摸到的硬硬的部位就是髂骨结节，它在我们坐着的时候起到承担体重负荷的作用。如果髂骨结节接触到椅垫，后背自然会伸直，这时，胸部向上打开，两侧肩胛骨靠拢。如果靠背不能很好地支撑腰部，就在腰部后侧垫一个靠垫，确保脊椎能够舒展开。这时，膝关节的位置要比髋关节低。椅子过高，脚不能完全接触地面时，可使用专用脚垫调整高度。脚放在脚垫上时也要注意膝关节的位置要比髋关节略低一些。

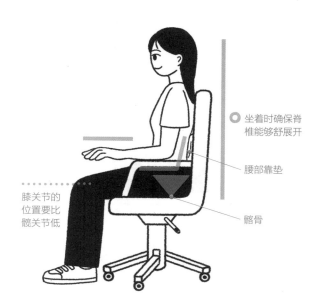

坐着时确保脊椎能够舒展开

腰部靠垫

髂骨

膝关节的位置要比髋关节低

① 应该坐在什么样的椅子上呢?

好的椅子稳定性要好,要能自由移动及转动,且防滑。

1)椅垫

高度:可以调整高度的椅子为佳。坐在椅子上时,首先要调整椅子的高度。在双脚踩在地面上的情况下,臀部贴在椅背上坐着时,膝关节的位置要略低于髋关节。(合适高度:35~45厘米)

深度:臀部贴在椅背上坐着时,椅子边缘与腘窝(膝盖后窝)之间有可伸进手指的空间。如果椅子过深,臀部无法贴在椅背上,椅子边缘压迫腘窝,会妨碍血液循环。(合适深度:38~42厘米,合适宽度:40~45厘米)

坐垫:选择臀部不会向前滑动的材质和形状。如果椅子坐垫太软,会使臀部向下沉,髋关节比膝关节低,腰容易弯曲。相反,如果椅子坐垫太硬,体重的压力不能在髋骨处得到缓冲,会传至腰椎间盘,从而造成腰痛。膝关节保持90~130度,踝关节保持90~120度。

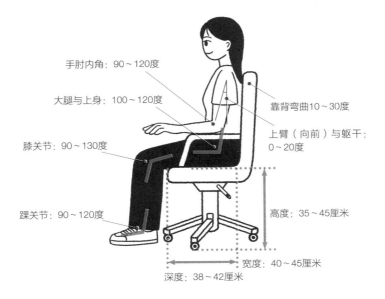

手肘内角:90~120度

大腿与上身:100~120度

靠背弯曲10~30度

膝关节:90~130度

上臂(向前)与躯干:0~20度

踝关节:90~120度

高度:35~45厘米

宽度:40~45厘米

深度:38~42厘米

2）椅背

要有从腰椎到肩部都能充分支撑的高度和宽度均合适的椅背。靠在椅背上时，腰椎应能正常前凸，靠背弯曲10～30度，大腿与上身的角度维持在100～120度。

3）扶手

选择手臂放在扶手上时，可以固定肩膀的可调节高度的椅子。手臂放在扶手上时，上臂（向前）与躯干的角度维持在0～20度，手肘内角维持在90～120度。

② **找道具当坐垫吧！**

只能坐公司给配的椅子时，可以在臀部下方垫坐垫、叠起的毛巾、围巾、上衣等。髋关节的位置应高于膝关节，将大腿与上身的角度维持在100～120度，有助于伸直腰坐着。

坐垫

③ **坐在椅子上时不捡东西或搬东西！**

我们有时会坐在椅子上弯腰捡起掉落的东西或弯腰移动箱子或包。坐着的时候，腰椎间盘一直承受着大量负荷，如果这种小的压力持续作用于腰椎间盘，可能会引发腰椎间盘突出症。如果颈部和腰部疼痛，最好准备个长夹子来夹小物品。对于包等更重的物品，从椅子上站起后，在腰部舒展的状态下站稳，弯曲膝关节及髋关节后再拾起或挪动。（详细方法参照"搬重物"第143～145页、"捡小物品"第141页）

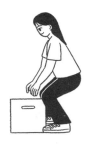

④ **要经常站起来！**

如果工作时需要长时间伏案，最好定时站起来活动活动。如果站起来有困难，可以每30分钟做一次向后伸展腰部的运动，以减轻腰椎间盘的压力。（参照"工作间隙做简单拉伸：腰部运动"第126～127页）

22

工作台（键盘）高度

疼痛部位 × 脊椎（颈部、背部、腰部）、肩部、
手肘、手腕

 工作台太高：上臂抬在身体两侧的同时，肩膀也一同抬起处于紧张状态，肩部和颈部可能会出现疼痛。另外，过度弯曲手肘和手腕使用键盘和鼠标，会对上肢关节造成伤害。

工作台太矮：颈部和腰部向前弯曲，弯曲手腕使用键盘、鼠标，可能会导致脊椎和上肢关节疼痛。

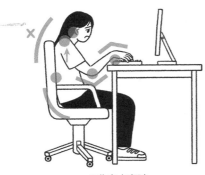

工作台太高时

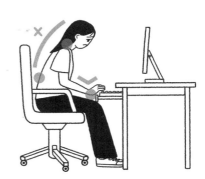

工作台太矮时

工作台表面高度调整至手肘高度。这样，双肩、上臂、前臂、手都会感到舒适，因为保持这样的姿势不会对关节造成负担。

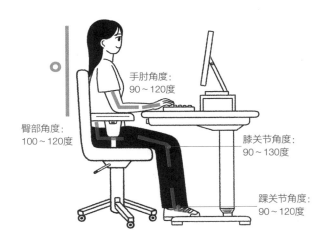

手肘角度：
90～120度

臀部角度：
100～120度

膝关节角度：
90～130度

踝关节角度：
90～120度

Tip

应该使用什么样的桌子？

1）工作台上要能合适地放置显示器、键盘、鼠标及其他办公用品。

2）最好选择桌子本身或工作台高度可以调节的产品。高度调节的基准不是桌子，要保证键盘或鼠标表面等实际工作时的基点线和手肘的高度对齐。桌子和手肘的高度匹配后，如果使用滑动型键盘支架，工作台将比建议的高度低。

3）桌子下面的空间（腿部空间）要保证有足够的高度和深度，以便在工作中舒适地放置、活动腿部。

23

显示器位置

疼痛部位 × 脊椎（颈部、背部、腰部）

 显示器放得过低，颈部和腰部会弯曲，产生疼痛。

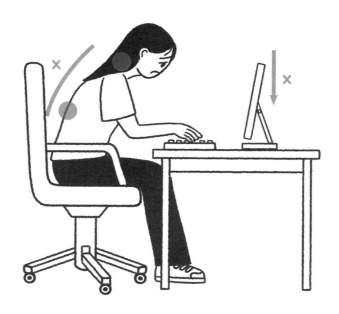

① 显示器与眼睛的距离

如果一直近距离看显示器，眼睛很容易疲劳。如果眼睛疲劳，就无法对准焦点，为了对准焦点，就会变换姿势。也就是说，为了看仔细，颈部会向前伸，从而给颈部或肩部带来不必要的负担。

建议显示器与眼睛的距离为60～80厘米，至少也要保证距离有40厘米。坐在椅子上伸展手臂时指尖碰到的地方放显示器，可以确保显示器与眼睛的距离合适。

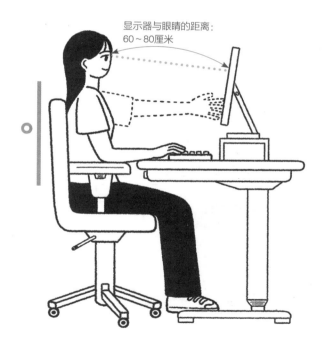

显示器与眼睛的距离：
60～80厘米

② 显示器的高度

通常，放置显示器时，要使显示器上端和眼睛高度一致。如果平时颈部疼痛，以正确的坐姿坐着时，要将显示器调整到颈部和腰部完全不用弯曲即可一目了然看到画面的高度。对于无法调节高度的显示器，可以使用厚书、显示器支架等将显示器调节到合适高度。

③ 工作人员的视角

工作时看显示器的视野在水平线以下10～15度为最佳。

显示器安装在以身体中央为中心向两侧转30度的区域内，以减少颈部转动的动作。

工作时看显示器的视野
在水平线以下10～15度为最佳

10～15度

显示器安装在以身体中央为中心向两侧转30度的区域内

30度

调节显示器高度的支架

① 笔记本电脑应该怎么使用呢?

如果将笔记本电脑放在桌子上使用,屏幕位置会很低,会对脊椎健康不利。应用适当的物品将笔记本电脑垫高,或使用支架使显示器上端的高度与眼睛高度一致。键盘和鼠标可购买无线产品,放在不用抬起肩膀的高度使用最佳。

② 工作时晃眼怎么办?

首先调整照明和采光,将光的角度调整为自屏幕起45度以内,确保反射光不再晃眼。如果办公室不具备条件,可变更工作台、使用辅助用品等。

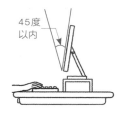

1)变更工作台: 将显示器放在窗户旁边,荧光灯放在头顶。

2)使用辅助用品: 在窗户上安装立式百叶窗,使用护目镜或在显示器上贴保护膜。

3)调节显示器:降低屏幕上文字和背景的图像明暗对比度(Contrast),经常擦拭显示器,确保不产生因灰尘引起的反射,或在显示器上设置防护罩。

4)调节照明:在顶棚照明系统中设置抛物线型散热孔(Parabolic Louver)或使用悬垂式照明,也可以在照明器具上贴简易遮光膜。

③ 眼睛疲劳怎么办?

如果长时间盯着显示器,眼睛会疲劳。应周期性地放松眼睛,每20分钟进行一次远眺,预防眼睛疲劳。

④ 适当休息!(建议的工作/休息时间)

连续工作的时间不要超过1小时,每小时休息10~15分钟。

24

使用键盘和鼠标

疼痛部位 × 脊椎（颈部、背部、腰部）、肩部、
手肘、手腕、手指

 如果将键盘和鼠标放在桌子前侧（远离身体的一侧），身体会向前倾，肩膀会向内卷，可能会引起疼痛。

长时间使用键盘和鼠标，会使手腕长时间保持紧张姿势，从而给手腕带来负担。特别是如果手腕长时间向外或向内折弯、手腕长时间呈V字形或反V字形，会造成手腕疼痛。如果反复维持这样的姿势，手的感觉会变得迟钝，甚至会突然出现无力的症状，患上腕管综合征。

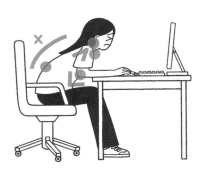

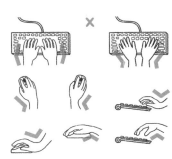

给手腕带来负担的键盘和
鼠标使用姿势

键盘和鼠标的位置： 挺直腰坐正，将键盘和鼠标放在离身体较近的位置，手肘可折弯90～120度。

键盘的使用： 使用键盘时，前臂和手背自然地呈一条直线，不要折腕。

键盘倾斜5～15度，厚度在3厘米以下，不会给手腕带来负担。工作台边缘与键盘的距离应在15厘米以上，使用合适的支架（垫子），可以减轻手腕的负担。如果工作空间狭小，最好使用可调节高度的键盘托架。

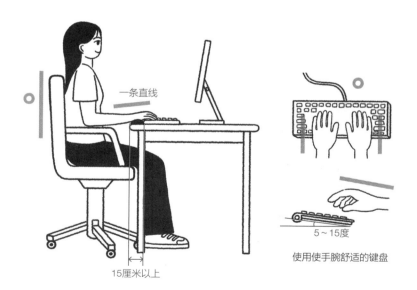

5～15度

使用使手腕舒适的键盘

关节的中立状态是指相应关节舒适地排列，周围肌肉不对其造成不必要负担的状态。例如，手腕像握手一样弯曲时，拇指自然地向上，此时手微微转动，拇指指向45度对角线方向才是中立姿势。

如果使用键盘垫，手腕仍然疼痛，可以使用人体工程学键盘，它可以使腕关节更好地保持中立状态，可以减轻手腕的负担。

鼠标的使用：使用鼠标时，前臂和手背自然地呈一条直线，不要折腕。

在手腕中立姿势下使用一般的鼠标，手会向下转动，在手背朝上的状态下使用鼠标，会导致中立姿势被破坏。如果持续保持这一姿势，周围组织会受到压迫，从而感到疲劳。如果想维持中立姿势，可以使用凝胶鼠标垫或倾斜（5～7度）鼠标垫。

如果使用鼠标垫，手腕仍然疼痛，可更换鼠标。立式鼠标可以在手侧立的中立状态下使用，使用时就像握手，可以减轻手腕的紧张感。轨迹球鼠标在使用时用手指滚动轨迹球即可操作光标，可在固定手腕的状态下使用，可避免手腕扭伤产生疼痛。此外，使用双手可操作的鼠标，可以避免肌肉负荷集中于一侧手指。

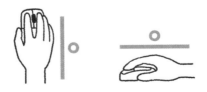

使用使手腕舒适的鼠标

① 桌子上物品的摆放要井然有序!

1）40平方厘米以内的正常工作区域：放置频繁使用的物品，特别是键盘、鼠标、手机等使用时需要活动手指、动用手部力量的物品。

2）60平方厘米以内的最大工作区域：放置偶尔会用到的物品。

② 做做手腕及手部拉伸吧!

每小时做一次手腕及手部拉伸，可以放松周围肌肉，有助于手腕及手部疾病的预防，也可以缓解疼痛症状。

1）手腕拉伸：双臂向前伸展后，向身体方向轻轻按压手背和手掌，放松手腕。

2）手指拉伸1：手指全部张开伸展，保持5秒后，恢复正常伸展状态。慢慢握紧拳头，保持5秒后再松开。

3）手指拉伸2：用一只手拨动另一只手的手指。

4）手掌拉伸：用一只手抓住另一只手，固定后，用拇指用力按压另一只手的手掌。利用拇指在另一只手的手掌的凸起部分画圆或按压。

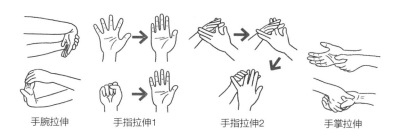

手腕拉伸　　　　手指拉伸1　　　　手指拉伸2　　　　手掌拉伸

25

边看文件边操作电脑

疼痛部位 × 脊椎（颈部、背部、腰部）

BAD 将文件放在桌子上，一会儿看文件，一会儿看显示屏，会使颈部反复屈伸。这种姿势会给颈部带来负担。

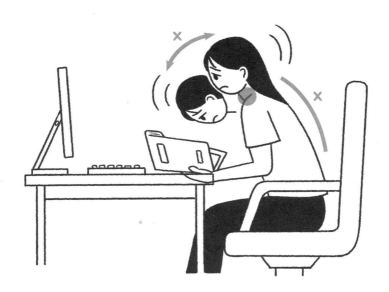

GOOD 准备一个可调节高度、距离、角度等的阅读架，将文件放在阅读架上，放在与显示器高度相同的地方即可。这样可以减少不必要的颈部屈伸，有助于颈部健康。

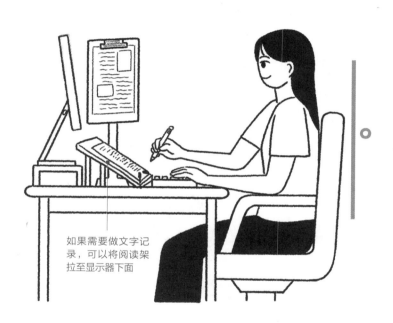

如果需要做文字记录，可以将阅读架拉至显示器下面

26

看文件或书

疼痛部位 × 脊椎（颈部、背部、腰部）、肩部、
手肘、手腕

BAD 将书或文件放在桌子上阅读，颈部和腰部很容易
弯曲，不利于脊椎健康。坐着阅读时，用一只手
臂支撑身体或托着下巴，容易损伤上肢关节。

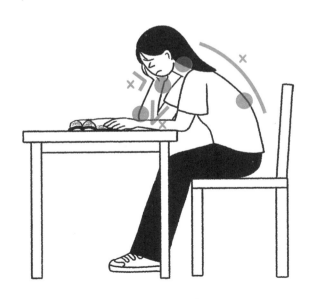

GOOD 如果看书的时间较短，挺直腰靠在椅背上，颈部保持正常的生理曲度，将书放置于眼睛高度阅读。此时，如果手臂紧贴于躯干，手臂稳定，很容易支撑书的重量。将软垫或叠起的毯子、外衣等放在桌子上，再将手肘放于其上，可以减轻手肘接触硬桌面时产生的疼痛，还有助于调节阅读高度。如果需要长时间用同一姿势看文件或书，最好准备一个阅读架。

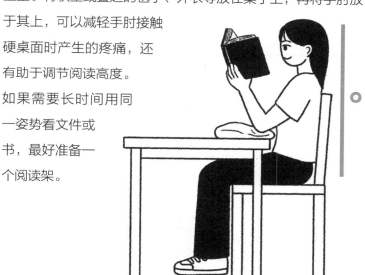

Tip

① **需要写很多字时怎么办？**

如果要在桌子上用笔记本写很多字，可以准备一个阅读架，这样就可以防止写字时弯着背。

② **咖啡厅不是办公室！**

咖啡厅的椅子不舒服，桌子通常都比较低，坐着时很容易弯着背。咖啡厅并不适合长时间工作或看书。如果必须在咖啡厅里工作或学习，可以垫着毯子坐（参照"坐在椅子上工作"第103页），利用周围物品或支架等将电脑或书放置好，但最好还是快点完成任务。

27

接打电话

疼痛部位 × 颈部、肩部

 通话时用一侧耳朵和肩部夹着听筒或手机，对颈部和肩部健康不利。

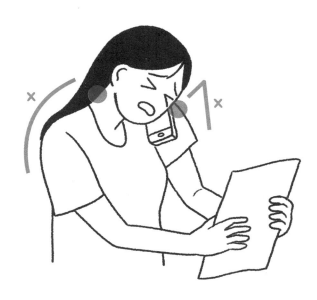

GOOD 需要同时进行接打电话和打字、看文件等多种工作时，建议使用可以解放双手的耳机、麦克。通话过程中视线容易向下，所以应有意识地抬高视线。

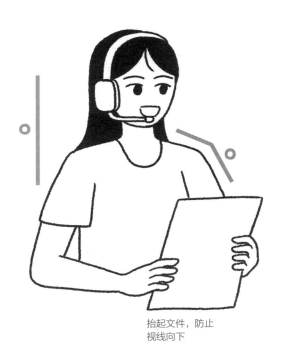

抬起文件，防止
视线向下

28

工作间隙做简单拉伸：颈部运动

疼痛部位 × 颈部

运动前检查清单

☐ ① 后颈酸痛僵硬。
☐ ② 颈部和肩上部疼痛，并伴有头痛。
☐ ③ 不仅颈部周围出现疼痛，手臂、肩膀、肩胛骨周围的肌肉也出现疼痛。
☐ ④ 颈部向后仰时，肩膀、手臂和手都感到僵硬。
☐ ⑤ 手臂无力，身体半边发麻、行动迟缓。
☐ ⑥ 将手臂举过头顶，会感到疼痛。

如果出现上述情况或已被诊断为颈椎间盘突出症，则下面的运动尽量都不要做。

BAD **对颈部不利的拉伸**

颈部周围肌肉经常硬结，这很可能是颈椎间盘突出症引起的。如果以弯曲的姿势做拉伸，随着肌肉的放松，当下会有舒服的感觉，但是已经受伤的颈椎间盘可能会进一步受损。

对颈部不利的颈部肌肉强化运动

如果颈部肌肉强烈收缩，颈椎间盘会受损。

对颈部不利的下颌运动

下拉下颌可以减少颈部肌肉的收缩，扩大神经根经过的椎孔，可暂时缓解疼痛。但是，最终颈部弯曲的力会使颈椎间盘进一步受损。

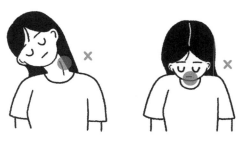

对颈部不利的拉伸

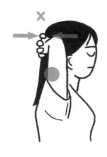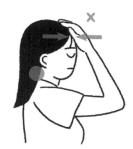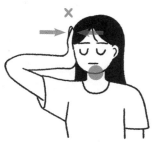

对颈部不利的颈部肌肉强化运动

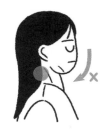

对颈部不利的下颌运动

GOOD 弯曲的姿势会使椎间盘的髓核被推向后侧，撕裂后侧纤维环，导致椎间盘受损并突出，所以可以将髓核向前推，使后侧纤维环变厚的伸展运动是对椎间盘有利的运动。

① 端坐在凳子上，伸展腰部。

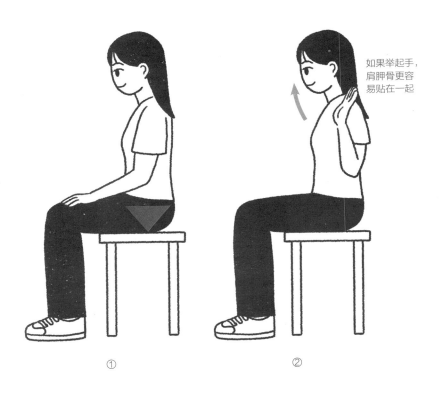

如果举起手，肩胛骨更容易贴在一起

①　　　　②

② 挺胸，打开胸腔，两侧肩胛骨向中间靠拢。如果举起手，肩胛骨更容易贴在一起。

③ 抬起下颏，头向后仰（伸展动作）。在不感到不适或不产生疼痛的范围内进行伸展运动。反复进行数次，颈部得到放松，伸展范围自然会扩大。

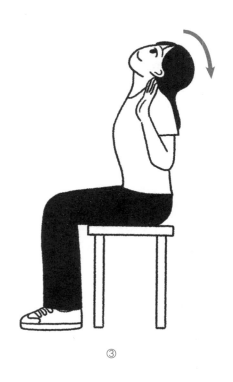

③

Tip
如果颈部健康，颈部拉伸及强化运动等可以不受限。

29

工作间隙做简单拉伸：腰部运动

疼痛部位 × 背部、腰部

运动前检查清单
☐ ① 腰部酸痛。
☐ ② 腿部沉重或发麻，小腿疼得像要裂开。
☐ ③ 有蔓延至臀部或腿部的疼痛。
☐ ④ 腿部行动迟缓或无力。

如果出现上述情况或已被诊断为腰椎间盘突出症，则下面的运动尽量都不要做。

对腰部不利的拉伸

① 向前弯腰的动作

② 向旁侧弯腰的动作

③ 骨盆向后旋转的动作

④ 上身和下身向前抬起的动作

⑤ 上身和下身向后抬起的动作

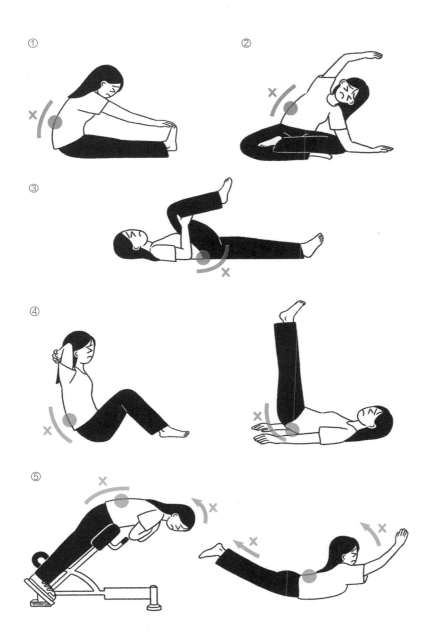

为了恢复腰椎间盘的健康，与颈部一样，腰部也要进行伸展运动。

① 趴着抬起上身

趴着，将手放在脸的旁侧，用手推地，慢慢抬起上身，深深地吸气，呼气时抿起嘴唇，慢慢呼出，保持5分钟。早晨起床后或晚上睡觉前进行最好。这一动作有助于恢复腰椎正常生理曲度，使腰椎间盘保持舒适的状态。

如果手臂无法完全伸直，就趴着将两个拳头放在下颏下，再用手肘贴着地面，慢慢抬起上身。

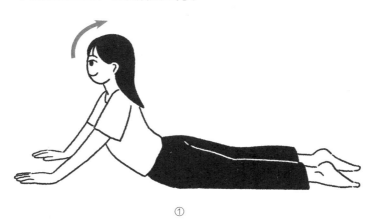

①

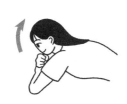

拳头放在下颏下趴着

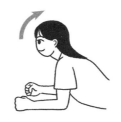

用手肘支撑

② **坐着**

双臂向后伸展，胸腔完全打开，两侧肩胛骨贴在一起，同时弯腰。屏住呼吸5秒左右，然后抿起嘴巴呼气，同时挺直腰。坐着时最好每隔15~30分钟做一次这样的运动。

③ **站立**

双手叉腰，用鼻呼吸，同时腰后弯。屏住呼吸，保持5秒左右，然后抿起嘴巴呼气，同时挺直腰。一次做3~4组，每30分钟或1小时做一次。

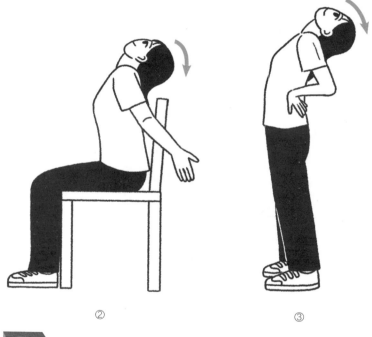

②   ③

Tip

如果腰部健康，腰部拉伸及强化运动等可以不受限。

30

放低身体工作

疼痛部位 × 脊椎（颈部、背部、腰部）

BAD 工作的时候，有时工作台比我们的身体低，有时要把地面上的东西抬起来，必须放低身体。这时如果毫不在意地弯腰干活，对脊椎健康非常不利。

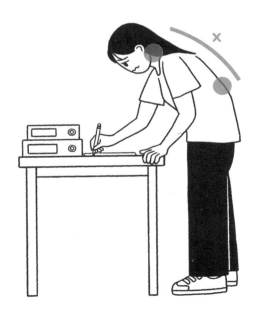

GOOD 需要放低身体的时候，腰要挺直，可以使用通过髋关节屈曲和伸展的髋关节铰链姿势。身体需要放得更低时，扩大双脚的间距，摆出髋关节铰链姿势或将一只脚的脚尖往后退一步左右，直到膝盖碰到地面后坐下。

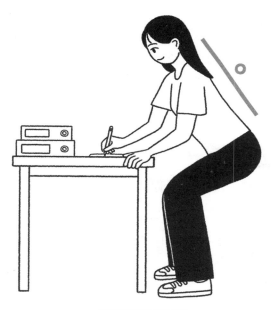

髋关节铰链姿势侧面

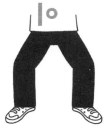

髋关节铰链姿势正面

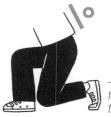

一只脚放在后面坐下，放低身体

练习！——打造永久腹带和髋关节铰链姿势

髋关节铰链姿势很难从一开始就做好。如果先"打造永久腹带"，将核心肌群锻炼结实后再进行，会更容易，让我们坚持练习吧。

① 打造永久腹带

如果锻炼身体的腹带——核心肌群，可防止在运动或日常生活中扭伤腰部，预防腰椎间盘损伤。这需要经常进行锻炼。但是，过于强烈的腹肌收缩反而会损伤腰椎间盘，所以要在不产生疼痛的范围内进行。

1）挺起胸膛，直起腰，在腰椎正常前凸的状态下站立。

2）用两只手轻轻按压腹部。

3）不弯腰，在胸部、腰部和骨盆形成一个整体的状态下，轻微假咳，用手指感受腹部用力的感觉。自然呼吸，保持5～10秒后放松。

4）逐渐延长腹肌收缩时间，练习至平时也能持续进行。

② 髋关节铰链姿势

要熟悉挺腰状态下髋关节屈曲再伸展的姿势。经常练习可以预防腰椎间盘损伤。同时臀部肌肉和大腿肌肉得到锻炼，可以打造苹果臀和蜜大腿。

1）上身在做打造永久腹带动作的状态下，两侧小腿靠在椅子上，双脚并拢站立。

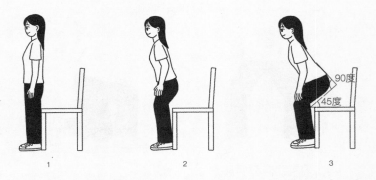

1   2   3

2）保持腰部放松的状态，臀部微微向后，像鞠躬一样屈曲髋关节，双手分别贴在大腿前侧。

3）在维持永久腹带的状态下，臀部向后伸展，双臂放松滑至膝盖后，保持3秒弯曲的姿势。此时小腿紧贴在椅子上，膝盖不超过脚尖，腰部与大腿的角度为90度，大腿与椅子面的角度为45度，不要坐得太靠近椅背。

4）收紧臀部肌肉，直立身体，回到最初姿势。

③ 升级髋关节铰链姿势

如果双脚贴在一起的运动已经熟练，用同样的方法将椅子放在后面，双脚试着变换不同间距，如将双脚打开至肩宽的1.5倍。双脚间距变宽时，如果双脚脚尖稍向外打开，可更舒适地进行运动。如果这样的运动也变得熟练，那么可以在没有椅子的情况下进行，注意不要使膝盖超过脚尖。

在没有椅子的情况下，将一只脚放在后面练习吧。在维持永久腹带的状态下，双手叉腰，双脚分开一拳距离站好。将一只脚向后退一步，用脚尖支撑，用同样的方法往下坐（a）；如果进行了充分练习，试着坐到一侧膝盖触到地面为止（b）；充分练习后，抬起后退的一只脚练习往下坐（c）。双腿都要练习。如果习惯了这种髋关节铰链姿势，可以很容易地进行下蹲及拉伸。

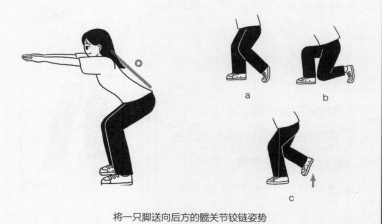

将一只脚送向后方的髋关节铰链姿势

31

站着工作

疼痛部位 × 脊椎（颈部、背部、腰部）、肩部、手肘、手腕、骨盆、髋关节、膝盖、脚踝、脚

BAD 光是静静地长时间站着，就会对腰部造成负担。如果再错误地以弓着颈部和背部，或将重心放在一条腿上站立等姿势工作，会给关节带来更大的负担。如果工作台过低，颈部和腰部会弯曲，可能会造成脊椎疼痛；如果工作台过高，肩膀会抬起来，会给肩部带来负担，手肘和手腕也会弯曲，可能引发疼痛。

● 长时间站着工作时，不要穿鞋跟高或鞋底硬的鞋子。

● 工作时，双臂和手长时间位于肩部以上，会给手臂、肩部、颈部带来负担，引发疼痛。

● 如果工作时需要接触的物体离身体较远，需要弯曲或扭曲身体，向远处伸手，对关节健康非常不利。

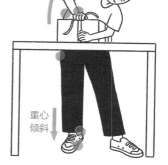

重心倾斜

将可调节高度的工作台调整到手肘高度，伸展腰部工作。如果脊椎的某一节向前突出，长时间站着工作会使症状更加严重。在这种情况下，最好在工作台附近放置椅子，这样就可以经常坐下、站起。

- 铺地板垫或穿有气垫的鞋子，减轻疲劳。

- 如果工作台高于肩部，可以用脚垫抬高身体。

- 靠近工作台工作，将需要接触的物体放在身体正面。工具放在身体近处，减少不必要的弯腰。

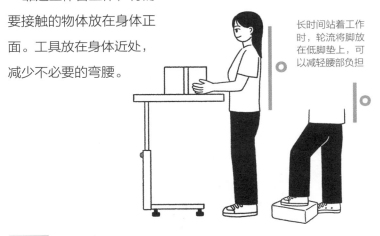

长时间站着工作时，轮流将脚放在低脚垫上，可以减轻腰部负担

Tip

① **工种不同，工作台高度不同！**

1）进行筛选作业、书写、组装电子产品等精密作业时，最好使用高于手肘10~20厘米的工作台。

2）进行切菜、包装等轻体力工作时，最好使用低于手肘5~10厘米的工作台。

3）处理重物或进行繁重工作时，最好使用低于手肘10~25厘米的工作台。

② **进行精密作业时，可使用辅助器械。**

如果需要长时间进行精密作业，使用前臂支架可以减轻肩部和腰部的负担。

32

在地面上工作

疼痛部位 × 脊椎（颈部、背部、腰部）、骨盆、髋关节、

膝盖、脚踝

 以蹲在地上或弯曲颈部、腰部的姿势长时间工作，会给脊椎和腿部带来负担。

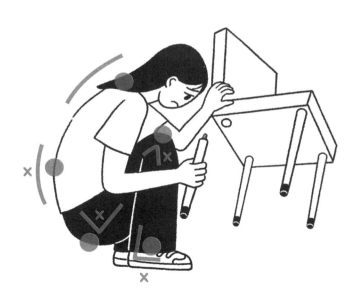

GOOD 最好不要在地面上工作。但是如果很难搭建工作台，可以穿上护膝或垫上垫子，在膝盖着地的状态下挺直腰工作。也可以轮换膝盖，以一侧膝盖着地、挺直腰的姿势工作。

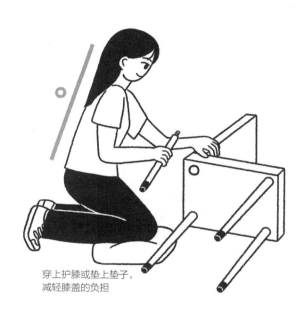

穿上护膝或垫上垫子，
减轻膝盖的负担

Tip

① **使用护膝或垫子。**

使用护膝或垫子，可以减轻膝盖和腰部负担。

② **使用矮椅子。**

坐在有坐垫的矮椅子上工作，可抬高臀部，舒展腰部和膝盖。

33

使用工具工作

疼痛部位 ✕ 肩部、手肘、手腕、手指

BAD 长时间拿着沉重的手工工具工作或长时间将肩部、手肘抬高，会造成肩部和手肘疼痛。

● 使用手工工具时，手腕需要弯曲或扭曲，会造成手腕和手疼痛。

● 在狭小的空间作业或需要用很大力量作业时要特别注意。如果用手指夹住工具的把手，手指和手腕都需要用力，会对其造成负担。

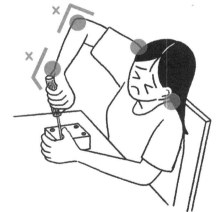

坐着工作时，不要抬高肩部或手肘。站着工作时，可以改变物品的方向或降低作业高度。

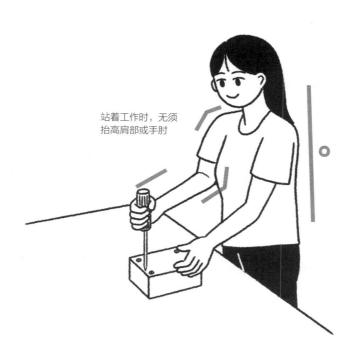

站着工作时，无须抬高肩部或手肘

使用手工工具时，可以变换作业方向，避免手腕弯曲或扭曲。

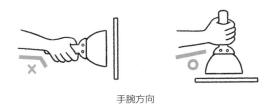

手腕方向

此外，还可以根据作业方向，改变手柄形状，保护手腕。握住手柄水平用力时，使用弯曲型手柄，可以避免折腕。

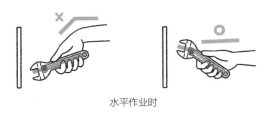

水平作业时

相反，垂直用力时，最好使用直线型手柄。在狭小的工作空间内，可以使用较短的手柄，必要时使用辅助手柄产品。

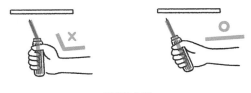

垂直作业时

选择手工工具时，注意以下几点，可以避免作业时发生疼痛。

① **手工工具选择轻巧、易操作的！**

② **确认手柄！**

1）选择与手掌接触面积大的

让不那么敏感的拇指和食指受力，使力量均匀地分布在更大的面积上。

2）选择橡胶或木头材质的

为了防止过热或过凉，手柄表面最好是橡胶或木头等非导电性材料。

3）选择表面不太光滑或柔软，没有指状凹槽的

过于光滑或柔软的手柄难以稳稳地握住，可能会滑落。另外，如果手柄表面凹槽的长度或宽度不适合作业者，可能会持续对手指施加压力，造成疼痛。

4）选择不太短的

如果手柄太短，手柄边缘会压迫手掌神经或血管。手柄长度至少要达到10厘米，使用手套时至少要达到12.5厘米。

③ **选择可用双手使用的！**

④ **选择可以自动打开的！**

⑤ **选择有安全装置的！**

1）选择手柄上有护板或拇指停止装置的工具

使用锋利的螺丝刀等工具时，手可能会被划伤，因此要选择手柄上有护板或拇指停止装置的工具。

2）选择带有制动装置的工具

有双侧手柄的手工工具在用力收拢手柄时，手指可能会夹在手柄之间，因此要选择带有制动装置的工具。

34

捡小物品

疼痛部位 × 脊椎（颈部、背部、腰部）

 如果为了捡小物品而弯曲颈部和腰部，可能会造成腰椎间盘损伤。

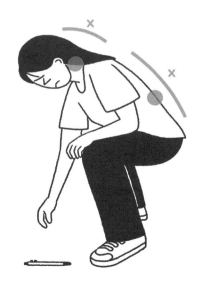

在维持永久腹带的状态下（参照第130～131页），将一条腿送到身后，用脚尖支撑，弯曲髋关节，跪地后捡起物品。

另外，用一只手扶着墙、椅子、桌子、拐杖等，在维持永久腹带的状态下，一侧腿向后抬起，同时弯曲髋关节，上身向前倾，捡起物品。如果习惯了这种姿势，不扶墙也可以。

Tip

① 捡高尔夫球也要抬腿！

腰痛严重的人捡高尔夫球时不要蹲下，用高尔夫球杆支撑住一侧手臂再去捡。

② 使用长夹子！

不要弯腰去捡掉在地上的物品，最好使用长夹子捡。

35

搬重物

疼痛部位 × 脊椎（颈部、背部、腰部）、肩部、
手肘、手腕、手

BAD 抬起重箱子时，如果抓住箱子的两侧，从肩膀到
手尖均需用力，会给上肢关节带来负担。

在膝盖伸直的状态下弯腰抬起地面上的重物，可能会造成腰椎
间盘损伤。即使弯曲膝盖，如果弯腰，也会对腰部造成负担。

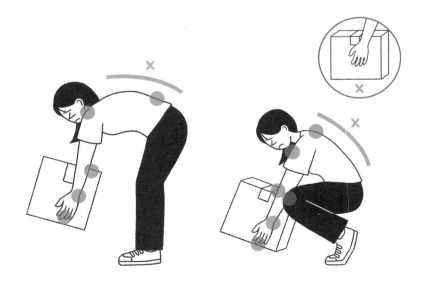

抬起箱子时，用双手中除拇指外的其他四指抓住把手部分，或抓住下侧的棱，手臂贴在箱子上。

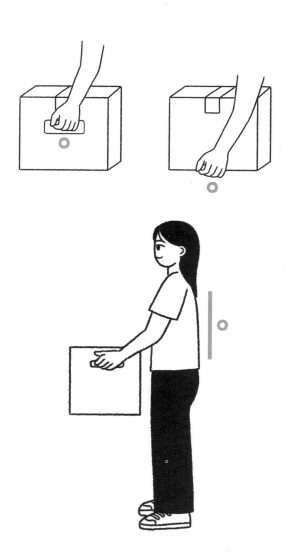

① 张开双腿，将物品放在双脚之间。如果物品太大，无法放在双脚之间，就站在其前面，双脚打开同肩宽。

② 在维持永久腹带的状态下，臀部向后伸，在髋关节铰链姿势下弯曲膝盖。此时，颈部和腰部保持正常生理曲度，背部呈一条直线。

③ 双手紧紧地抓住物品，避免重心偏向一侧。

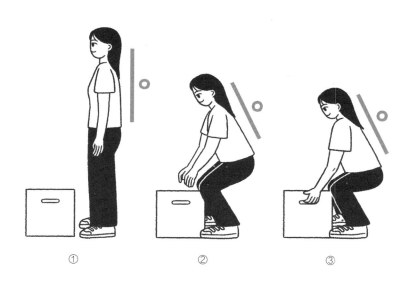

④ 将物品尽量贴近身体，在维持永久腹带的状态下，利用臀部和腿部的力量慢慢起身。

⑤ 在抬起物品的过程中，保持身体平衡，不偏向一侧。

⑥ 在腰部舒展的状态下放下物品。

如果双腿弯曲往下坐不舒服，就向后送一条腿，跪地后往下坐也可以。

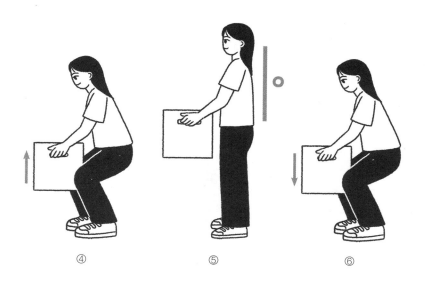

④　　　　　　　　⑤　　　　　　　　⑥

Tip

① 物品分几次搬运！

避免一次搬很重的东西，即使比较麻烦，也要分几次搬运。

② 搬东西时最好穿这种服装！

穿弹性好的衣服，戴安全手套，穿防滑且合脚的鞋子。

36

拿着物品转换方向

疼痛部位 × 脊椎（颈部、背部、腰部）、
骨盆、髋关节、膝盖、脚踝

BAD 拿着物品转换方向时，如果扭动颈部和腰部，可能会造成椎间盘损伤。另外，如果脚站着不动，只扭动腿部，可能会对髋关节、膝关节、踝关节造成损伤。

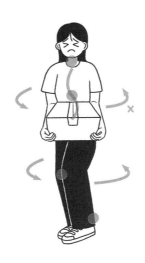

先确认要去的方向，在颈部和腰部保持一条直线的情况下，利用脚变换方向。

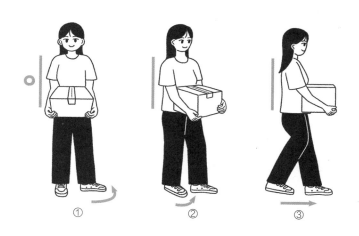

① ② ③

Tip

物品的大小和重量不同，移动的方法也不同！

1）小物品

只有1个物品时，用一只手拿或用双臂抱着移动。

有2个物品时，一个用一只手臂抱着，一个用绳子捆着拿，或分别用绳子捆好，用双手拿着移动。

2）又轻又大的物品

用双手抓紧物品的把手或底部，用双臂抱着贴在身上。确保视野不被遮挡，尽可能沿直线方向移动。

3）又重又大的物品

最好两个人一起移动，如果必须由一个人移动，可以使用两轮车。两轮车不要拖着使用，而要推着使用，这样不会给腰部带来负担。

37

堆放物品

疼痛部位 × 肩部

 如果把物品堆得比肩膀高，会给肩部带来负担，而且物品有倾倒的危险。

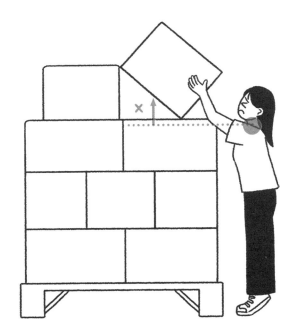

操作时保持腰部挺直，物品最高堆到肩膀高度。

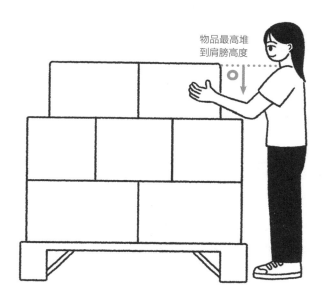

物品最高堆
到肩膀高度

38

使用托盘

疼痛部位 × 肩部、手肘、手腕

BAD 用一只手拿托盘时，如果手肘远离身体，物品很容易晃动，因为物品的重量由上肢承担，所以可能会给上肢关节带来负担。用双手拿托盘时，如果手肘远离身体，与用一只手拿时一样，很容易给上肢带来负担。如果手肘弯曲90度以上，托盘拿得太高，手腕很容易扭伤。如果用手指紧紧抓住托盘，会对手指关节不利。

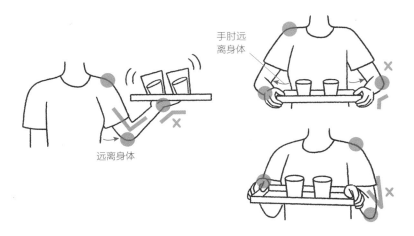

远离身体

手肘远离身体

用一只手拿托盘时，腰部挺直，手肘贴着躯干，前臂和手腕尽量保持一条直线。

用双手拿托盘时，腰部也要挺直，手肘尽量贴着躯干。手肘弯曲90度以下，前臂和手腕呈一条直线，用手指勾着托盘。

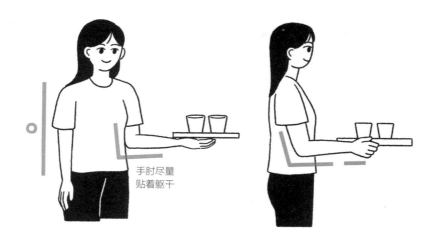

手肘尽量
贴着躯干

Tip

使用有把手的托盘很方便！

如果使用有把手的托盘，手腕很容易保持一条直线，如果能用手指勾住托盘，并托着托盘底部，可以减轻手指的负担。

Chapter 4

每天晚上这样做，所以感到疼痛

■

从下班后回到家中到就寝前

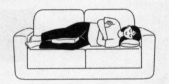

李女士终于下班，回到了家。今天真是太难熬、太累了。事情多得不得了，她连午饭都没来得及吃，这儿跑一趟，那儿跑一趟，一天就过去了。到了家，她连一根手指也不想动，但是肚子太饿了，只好爬起来迅速煮了一袋方便面。现在正是播那部电视剧的时间！她将煮方便面的锅端起来，放到沙发前面的小桌子上，赶紧打开电视。正好广告刚结束，电视剧开演了。她蹲坐在地上、伸着颈部边看电视边吃方便面，腰部和颈部都开始疼了。吃完方便面后，她心里想着："碗之后再洗吧！"她把桌子往前一推，枕着高高的沙发扶手躺下，完全沉浸在电视剧中。因为想知道下一集的内容，所以她将下集预告看完才起来。突然，一阵刺痛感从颈部传到指尖，肩关节开始疼痛。她不禁喊道："啊，我的颈椎……"她不经意间往下一看，又喊道："哎呀，我的脚趾！"她周末精心涂的指甲油掉了。一定是今天穿脱高跟鞋导致的。她又蹲坐在地上涂起了指甲油，现在她的腰也开始疼了。

39

坐在地上

疼痛部位 ✕ 脊椎（颈部、背部、腰部）、骨盆、髋关节、
膝盖、脚踝

 如果坐在地上，大多数情况下膝盖会高于髋关节，这样骨盆就会向后倾斜，造成背部和腰部弯曲。颈部和腰部疼痛的人应避免坐在地上。坐在地上的姿势会使膝盖过度弯曲，膝盖的负重增加，容易损伤软骨，可能引起退行性关节炎。

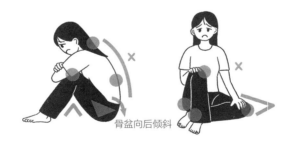

骨盆向后倾斜

Tip

引起O形腿和X形腿的不良坐姿

长时间盘腿坐　　　跪坐　　　W形坐姿　　　双腿斜着坐
------ O形腿 ------　　　-------------- X形腿 --------------

GOOD 如果考虑到关节健康，最好不要坐在地上，但是也会有不得不坐在地上的情况（如在只有炕桌的餐厅就餐）。此时，为了挺直腰部，髋关节必须高于膝盖，可以在臀部下方垫个垫子坐。如果膝盖疼痛，应该伸直腿坐。如果能靠墙，就用靠垫等支撑背部，紧靠着墙坐。

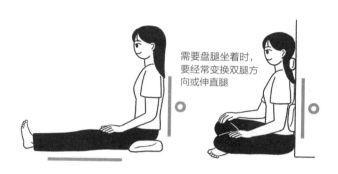

需要盘腿坐着时，要经常变换双腿方向或伸直腿

Tip

正确使用无腿椅

① **不蜷缩不屈颈！**

背部靠在椅子后方，不蹲坐或屈颈靠着椅子。

② **臀部坐到椅面最深处！**

如果椅子较高，臀部一直坐到椅面最深处，伸直腿坐。

③ **使用坐垫！**

如果椅子较矮，在臀部下方垫垫子或折叠的毛巾坐。如果椅背不能很好地支撑腰部，也可在腰部垫个柔软的垫子坐。

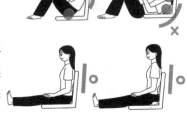

40

使用沙发

疼痛部位 × 脊椎（颈部、背部、腰部）、

骨盆、髋关节、膝盖

 沙发比椅子要软，很容易破坏脊椎的曲线，由于人们坐在沙发上的时间较长，很容易出现不良姿势，从而危害关节健康。

最常见的姿势就是臀部滑落的坐姿，颈部和腰部弯曲，可能会诱发颈椎间盘、腰椎间盘疾病。

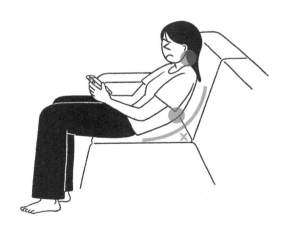

另外，斜靠、跷二郎腿、一条腿跨在另一条腿上、双腿抬起蹲坐、盘腿坐等，都是会对脊椎和膝关节造成负担的姿势。

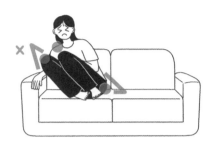

枕着高高的沙发扶手躺下，或侧躺用手臂支撑头部的姿势也可能诱发颈椎间盘突出症。初期，颈部会疼痛、僵硬，之后肩部、肩胛骨、手臂部位也会疼痛，严重的还会出现手麻的症状。另外，这种姿势会使腰部扭曲，用一只手臂支撑头部，会给肩部、手肘和手腕带来负担。

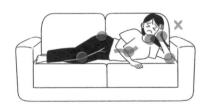
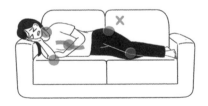

斜靠在沙发下坐着，或坐在沙发扶手上的姿势也会损伤关节，所以要避免。

GOOD 坐在沙发上时，臀部要靠到靠背最深处，上身靠在靠背上，腰部和颈部挺直。看书、看手机、看电视等时，找一个不需要低头的角度。

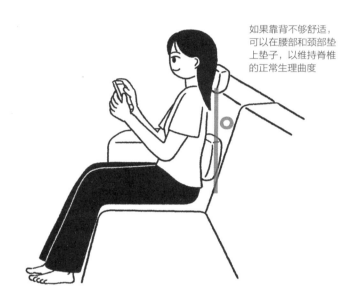

如果靠背不够舒适，可以在腰部和颈部垫上垫子，以维持脊椎的正常生理曲度

最好不要长时间躺着，累了想躺下的时候，要选择可以使颈部和腰部呈一条直线的枕头，侧躺时，双腿之间夹着枕头，可以减轻颈部和腰部的负担。

沙发比椅子要软，很容易出现不良姿势，所以坐在沙发上时要有意识地纠正不良姿势。如果腰部疼痛严重，应使用椅子，而不是沙发。

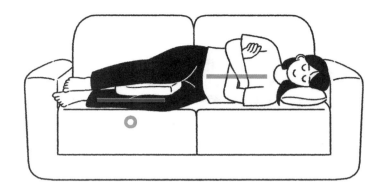

Tip

应该买什么样的沙发?

1）选择坐的时候臀部不会陷进去，材质有些硬的沙发。

太软的沙发不能均匀地支撑体重，坐下或站起来都不方便，坐着时，臀部陷进沙发，髋关节比膝关节低，很容易弯曲腰部。

2）靠背应能支撑颈部和腰部。

靠背应垂直于坐垫或向后倾斜10～20度，最好选择柔软的靠垫可以完全支撑颈部和腰部的沙发。

3）挺直腰靠着靠背坐时，沙发坐垫和小腿之间应有3～4厘米的间隔。

如果沙发坐垫的深度太深，最大程度地往里坐，臀部也无法触到靠背，或小腿触到沙发边缘，臀部就会滑动，形成仰卧姿势，给腰部和颈部带来负担。

4）端正坐好时，双脚可以固定在地面上的坐垫高度正好。

要避免选择坐垫太矮，坐的时候不得不蜷着髋关节和膝关节，或坐垫太高，坐的时候双脚脚后跟无法全部触地的沙发。

41

吃饭

疼痛部位 ✕ 脊椎（颈部、背部、腰部）、肩部、骨盆、髋关节、膝盖

 如果在低矮的桌子上吃饭，颈部和腰部会弯曲，这种蜷缩的姿势对脊椎健康不利。盘腿等不良的腿部姿势也会对膝盖造成负担。

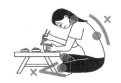

有的餐桌也是料理台，甚至还有收纳空间。如果在它旁边站着吃饭，腰部和颈部无法舒展，会给其带来负担。即使坐着，也没有放腿的空间，只能蜷缩着坐。如果椅子没有靠背，会造成颈部和腰部疼痛。

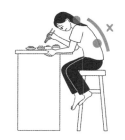

如果把食物放在桌子上，一只手臂放在桌子上，斜着身子吃饭，左右肩部和骨盆就会扭曲，可能造成肩部疼痛和脊椎侧弯。

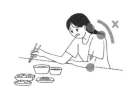

GOOD 为了关节健康，最好坐在餐桌前吃饭。坐在有靠背的椅子上，臀部紧贴靠背，腰部挺直，上身不要向前倾。此时，身体与餐桌的距离保持在15厘米左右。将食物放在近处，夹食物时不用弯曲身体。

如果没有餐桌或只能坐在地上，最好在臀部下方垫上垫子或折叠的毛巾，伸直双腿。如果能靠墙，则用靠垫等支撑后背，紧靠着墙坐。

（参照"坐在地上"第155页）

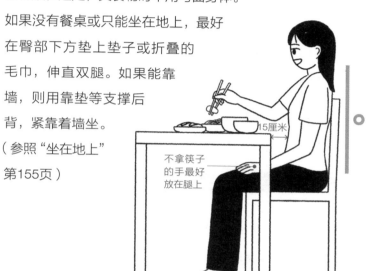

15厘米

不拿筷子的手最好放在腿上

Tip

不要一边吃饭一边看手机！

如果将手机放在桌子上边看边吃饭，会伸长颈部或低头，可能引起乌龟颈或颈椎间盘损伤。如果长时间用一只手拿着手机看，会造成肩部、手肘、手腕疼痛。如果不得不看手机，可以利用手机支架等将手机抬高至眼睛高度再看。

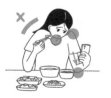

42

看电视

疼痛部位 × 脊椎（颈部、背部、腰部）

BAD 如果坐在较低的沙发上、床上或地板上看电视，颈部和腰部会弯曲，引起疼痛。特别是看电视时，很容易下意识地将颈部向前伸，这是导致一字颈或乌龟颈的原因。颈椎的这种变形不能有效地分散头部重量，因此会使颈部周围的肌肉和肌腱等过度紧张，容易诱发颈椎病。

臀部从椅背上滑下来坐的姿势、下颏支在沙发扶手上的姿势、靠在床头上颈部向前弯曲看电视的姿势也会给脊椎带来负担。

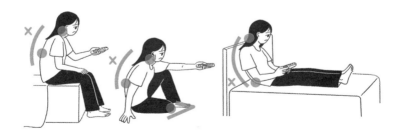

最好坐在有靠背的椅子上看电视，如果有需要，可以在腰部放置靠垫，此时电视的高度要使盯屏幕时颈部无须弯曲。

如果需要坐在地上，请参照"坐在地上"的姿势（第155页）。

如果需要使用沙发，请参照"使用沙发"的姿势（第158页）。

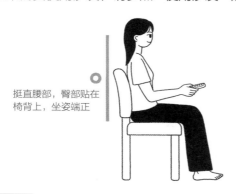

挺直腰部，臀部贴在椅背上，坐姿端正

Tip

① 无痛手机使用法

下班后到就寝前，人们会多次使用手机，这可能是诱发疼痛的主要原因。请注意以下几点。

1）发信息等短时间使用时

将手机抬到上身直立时的眼睛高度使用。此时注意不要严重弯曲腕部。

2）看电视剧、上网课等长时间使用时

将手机支架放在桌子上，将手机抬高到眼睛高度，挺直腰坐在椅子上看。

3）通话时

不能将颈部倒向一侧，用肩膀和耳朵夹着手机通话。长时间通话要使用耳机。

② 无痛看书、写日记的方法

如果靠在沙发上或靠在床头坐着看书，即使一开始姿势正确，慢慢地姿势也会变形，颈部和腰部弯曲，引发疼痛。在家也要在桌子上设置与眼睛高度相符的阅读架，伸直腰部和颈部，坐在椅子上看书或写日记。

43

剪脚指甲、涂指甲油

疼痛部位 × 脊椎（颈部、背部、腰部）、骨盆、髋关节、膝盖

 不蹲坐在地上剪脚指甲、涂指甲油。长时间弯曲颈部和腰部可能引发脊椎疼痛，过度弯曲髋关节会有不适感。

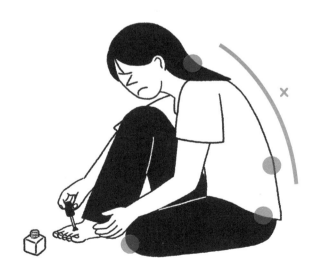

保持腰部中立，坐在椅子上，将一侧脚踝放到另一侧膝盖上修剪指甲或涂指甲油。

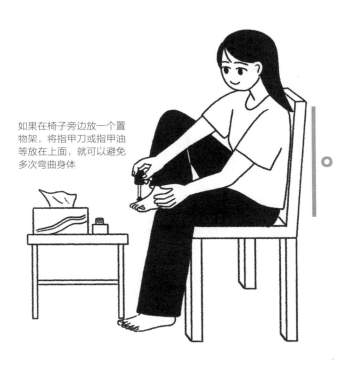

如果在椅子旁边放一个置物架，将指甲刀或指甲油等放在上面，就可以避免多次弯曲身体

Tip

使用鹰嘴钳指甲刀！

因髋关节疼痛而无法将一侧脚踝放到另一侧膝盖上时，鹰嘴钳指甲刀非常有用。

Chapter 5

睡觉时这样做，所以感到疼痛

■

从就寝到起床

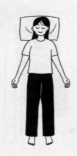

从早上到晚上，李女士度过了特别辛苦、浑身酸痛的一天。终于到了睡觉时间。她扶着疼痛的腰部来到了床上。想起前几天看到的"平躺对腰好"的报道，她平躺下，看着天花板。果然睡不着。她从小就觉得平躺的姿势不舒服，侧卧或俯卧才能睡着。没办法，她只好趴下，转过头躺着，很快便睡着了。

第二天是休息日，她睡到很晚才起床。只要比平时睡得久，她就会腰痛，虽然感觉睡得很香，但她的四肢会感觉很沉重，有时头也疼得厉害。不久前，她打算换床，她看了很多购买评价，选了又选，换了床，还通过电视购物买了对颈部有益的枕头，但效果并不理想。怎么做才能睡得香又不疼痛呢？

44

床的选择

疼痛部位 × 脊椎（颈部、背部、腰部）、肩部、

手肘、手腕、膝盖、脚踝

BAD 睡在硬床上时，如果仰卧，无法支撑颈部和腰部；如果侧卧，无法支撑肩部下部和腰部侧面。睡觉时，脊椎排列错位危险很大，体重只集中在较重的部位，因此接触床的部位会出现疼痛。在睡眠期间，身体会移动，姿势也会改变，会使椎间盘及关节受到更大的冲击。

如果直接躺在太软的床上，腰椎的正常生理曲度被改变，腰部的高度比腿部更低，身体呈V字形，会诱发腰痛。侧卧时，头部或臀部下陷，会造成脊椎侧弯。

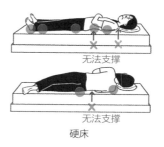

无法支撑

无法支撑

硬床

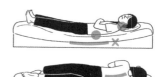

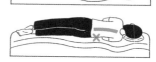

软床

GOOD 为了保证脊椎正常排列，最好选择有弹性、能均匀分散体重、减少压力点、软硬度适中的床。因为存在个体差异，买床时一定要躺着试试再选择。

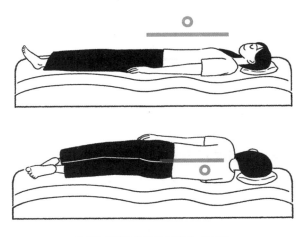

仰卧和侧卧的姿势都要试试，要确认脊椎的舒适度

Tip

① **不要在地板上睡觉！**

在地板上睡觉对脊椎和膝盖有害，会使脊椎特定部位受到压力，从而产生疼痛。另外，躺下或起来时也会弯曲膝盖，被动采取蹲坐的姿势，椎间盘和膝关节损伤的风险增大。如果腰部和膝盖疼痛，一定要选择适合自己的床。

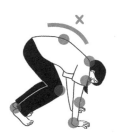

② **选择适合自己的床垫！**

体重越重的人越要选择坚硬的床垫，这样才能很好地支撑体重，但一定要亲自躺着试试再选择。

45

枕头的选择

疼痛部位 × 脊椎（颈部、背部、腰部）、肩部

 如果枕头过高，颈部会过度弯曲，容易对颈椎间盘造成损伤，或引发乌龟颈或一字颈。

如果枕头过低或不枕枕头睡觉，平躺时下颌抬起，颈部过度仰起，会导致颈部周围肌肉紧张。另外，侧躺时，头部下垂，脊椎的正常排列被破坏，可造成颈椎间盘损伤和肩部疼痛。

睡眠期间，颈部每小时会进行幅度大小不一的600次左右的活动，太硬的枕头或头部被固定的枕头会阻碍这些活动，所以不要选择。

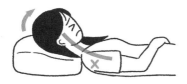 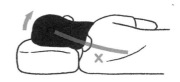

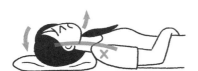 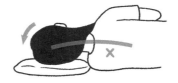

GOOD 好的枕头要有适当的弹性（柔软），在睡眠期间可以很好地维持颈椎的正常排列，可以根据姿势的变化调整到符合颈部的高度，以支撑颈部。仰卧时，后脑勺部分尽量保持较低的高度，支撑颈部的枕头要使颈部高出平面6～8厘米，这有助于保持颈部的C形曲线。侧卧时，为了使颈椎和腰椎呈一条直线，枕头高度应在10～15厘米，枕头应能很好地支撑肩部和颈部。枕头的宽度大约是头部宽度的3倍。

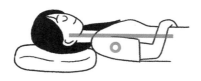 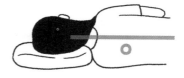

人的体形各不相同，在购买前，一定要先
确认枕头是否适合自己的颈部生理曲度

Tip ▶

必要时使用毛巾！

枕头的高度不合适，可以这样做：将一条毛巾叠平，垫在后脑勺部分。然后根据自己颈部的高度，将另一条毛巾卷好，放在颈部下面，填满颈部与下方的空隙。

46

腿枕和腰枕

疼痛部位 × 脊椎（颈部、背部、腰部）、膝盖、
脚踝、脚

BAD 腿枕放在膝盖或小腿下面，可以起到减轻腿部浮肿的作用，但对腰部、膝盖、脚踝不好。首先，腿部抬起后，骨盆会向后倾斜，腰椎前凸的正常生理曲度消失，背部变弯，会造成腰椎间盘损伤。另外，长时间保持抬高腿部的姿势，髋关节和膝关节会弯曲，脚踝也会向下方弯曲，使连接腰部和腿部的髂腰肌、大腿后侧肌肉腘绳肌、小腿肌肉腓肠肌和比目鱼肌变短。这会造成腰部疼痛，使膝关节向后倾斜，给膝关节带来负担，还会使脚掌疼痛。

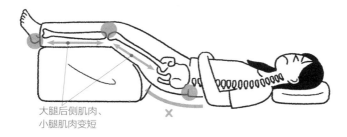

大腿后侧肌肉、
小腿肌肉变短

GOOD 平躺时，在腰下放置腰枕，有助于损伤的腰椎间盘的恢复。以正确的姿势仰卧，在抬得最高的第3节或第4节腰椎位置放置腰枕，有助于维持腰椎前凸的正常生理曲线。

但是，腰枕太低或太高，腰枕太硬，都会使腰部更疼。从较低且柔软的腰枕开始，在不感到疼痛的范围内一点点加高，从而找到最佳高度。没有软垫时，可将毛巾折叠使用。但是毛巾也偏硬，如果使用时有不适感，应立即停止使用。最好也不要使用木头、塑料等材质的枕头。

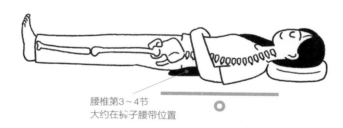

腰椎第3～4节
大约在裤子腰带位置

47

仰卧

疼痛部位 × 脊椎（颈部、背部、腰部）、肩部、
手肘、手腕、骨盆、髋关节、膝盖、脚踝

BAD 如果以高举双臂的姿势睡觉，手臂和肩膀都被抬起，颈部和肩部之间的肌肉会过度收缩。这样，这一部位就会产生不适感，还可能出现肩峰撞击综合征。手肘和手腕严重弯曲，放在头下睡觉的姿势会给上肢关节带来负担。

颈部和腰部向两侧转动或弯曲的姿势会造成椎间盘损伤，过度转动膝盖和脚踝的姿势会造成下身肌肉的缩短及排列不整齐，从而诱发疼痛。

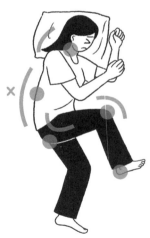

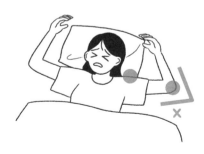

仰卧在床上，眼睛看着天花板，后脑勺和颈部、背部、腰部呈一条直线。从侧面看，颈部和腰部的C形曲线要保持好，如果无法保持，可以在颈部和腰部下面垫个枕头来支撑。躯干和手臂之间的角度约为45度，双臂与双腿舒适地伸直。

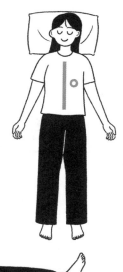

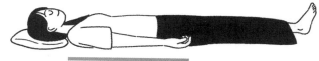

○ 手掌朝向天花板，
肩部不要向前卷

Tip

① **不能趴着睡觉！**

趴着睡觉时，可能会影响呼吸，只能将头转向一边。如果长时间保持这一姿势，可能会造成颈椎间盘损伤，使颈部和肩部的肌肉拉伤，造成疼痛。

另外，如果脸贴在因汗水或头皮屑而滋生细菌的枕头上睡觉，还会引发青春痘等皮肤疾病。

② **可以抱着枕头睡觉！**

如果有趴着睡觉的习惯，直接躺下可能很难入睡。可以将书放在枕头里，让枕头有重量感，然后将枕头放在胸前，抱着睡觉。

48

侧卧

疼痛部位 × 脊椎（颈部、背部、腰部）、肩部、
手肘、手腕、骨盆、髋关节、膝盖、脚踝

BAD 侧卧睡觉，脊椎容易扭曲，被压在下面的手臂血管和神经受压，会导致手臂麻木或失去知觉，以及被压的一侧肩膀疼痛等。

特别是弯曲颈部、背部、腰部，蜷缩着胳膊和腿睡觉的姿势对脊椎、手臂、腿关节都不好。

如果只转动上身或下身侧睡，腰部会扭曲，容易造成腰椎间盘损伤。如果手臂抬得比肩膀高，会引发肩峰撞击综合征；如果手臂垫在枕头或头下，颈部和手臂的关节会产生疼痛。

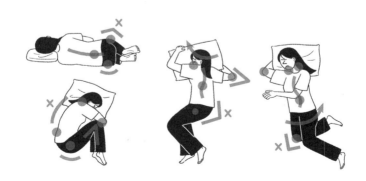

侧卧睡觉时，枕上适合自己的枕头，必要时，腰下也可以垫上腰枕，使头部、背部和腰部呈一条直线。

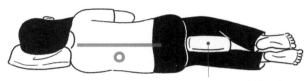

为了防止腰部扭曲，在两腿之间放入垫子或枕头也是不错的选择

Tip

患以下疾病时，最好侧卧睡觉！

① 睡眠呼吸暂停综合征

如果仰卧睡觉，舌头向下，气道变窄，症状会加重。如果侧卧，气道会变宽。

② 胃食管反流

为了使食管向下，睡觉时最好向左侧卧。胃位于食管左侧，如果向左侧卧，可以将胃酸留在胃底部，减少反流情况。

③ 耳石症

耳石症是维持身体均衡的耳石进入负责身体旋转的半规管的疾病。要让发病一侧的耳朵面向天花板，减少耳石滚入半规管的风险。

49

转向侧面躺

疼痛部位 × 脊椎（颈部、背部、腰部）、骨盆

BAD 如果颈部先于身体转动，或晚于身体转动，可能会造成颈椎间盘损伤。

如果下身先转，上身再跟着转，或上身先转，下身再跟着转，腰部会扭曲，可能会造成腰椎间盘损伤。

如果张开双腿分别向两侧转，骨盆会张开，可能会产生疼痛。

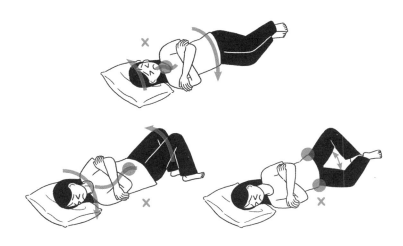

经常练习以下姿势，可以使身体熟悉这些动作，从而达到在睡觉时也能自然地做出的效果。

① 稍屈膝，双膝靠近立起。双臂交叉，放在胸前，双手轻轻握住反侧手臂。

② 双膝紧靠，腹部用力，固定上、下身，头部、躯干、腿同时转向旁侧。

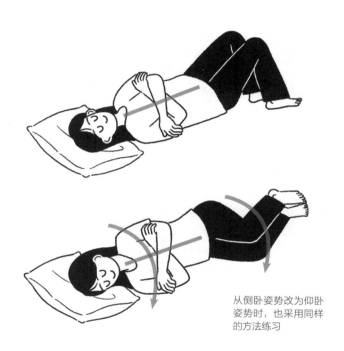

从侧卧姿势改为仰卧姿势时，也采用同样的方法练习

Part 2

我们习惯了的姿势

除了在公司上班，我们在家的时候也往往很忙碌。例如，做饭、打扫卫生、洗衣服等家务活似乎没完没了。有孩子的家庭更会忙得不可开交。如果我们养一些植物或动物，事情会更多。当我们做这些需要反复做的家务时，如果我们没有掌握正确的姿势，我们会无意中做出不良姿势，养成坏习惯。这些坏习惯会损害我们的身体，造成疼痛。让我们来看一看跟我们很像的李女士有什么样的习惯呢？

Chapter 6

做家务时这样做，所以感到疼痛

买菜、做饭、打扫卫生、洗衣服等

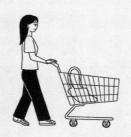

今天是愉快的周末。李女士为了买菜去了好久没去的超市。她斜靠在购物车上购物，不知不觉购物车就装满了。可能因为是周末，大家都来超市购物，每个结算出口都排着长队。好不容易找到一个人少的队伍，她推着购物车向那个方向走去，腰和膝盖突然感觉有点酸。她有点吃惊，站了一会儿后，感觉好多了。结账时，她只买了一个购物袋，将购买的东西都塞了进去。拿起购物袋的瞬间，她的身体就斜向了一边。费了好大劲她才回到家，腰部真不是滋味。

购物的时候消耗了体力，她感到很饿。她想简单地煮个方便面吃，再把积攒的家务做一做，而单柄锅却找不到了。"哦，我把它放在上面的橱柜里了!"说着，她将手伸向头顶，拿出锅，这时肩部开始疼痛。美美地吃完方便面，她开始刷碗，因为住的是老房子，洗碗池很低，腰部开始感到不适。她赶紧刷完碗坐在沙发上，想歇一会儿，但看到新买的地毯上不知道什么时候洒上了方便面汤。蹲坐着用抹布将地毯擦干净后，她扶着腰站了起来。洗抹布时，她的肩部和手腕都开始疼了。

网购的花盆比想象的要大，挪动的时候，她闪了一下腰，但是看着一片绿色，她心情大好，所有的疼痛好像都消失了。与花盆一起买的喷壶也很大，她将喷壶装满水给花浇水时，腰部和手腕又扭了一下。

50

推购物车

疼痛部位 × 脊椎（颈部、背部、腰部）、肩部、手肘、手腕

BAD 弯曲腰部和背部，将双臂或上身靠在扶手上推沉重的购物车的姿势不是好姿势。向前弯曲的姿势会造成腰椎间盘损伤，不仅是购物车和物品，连上身的重量也都压在肩关节和肘关节上。另外，单肩背着包推购物车时，脊椎容易向一侧倾斜，从而造成肩部疼痛。

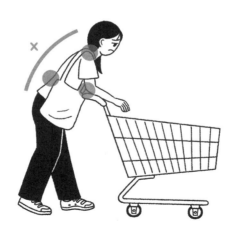

颈部和腰部呈一条直线，手肘微屈，双臂靠近躯体。在保持前臂与双手呈一条直线的状态下，握住购物车扶手。在维持永久腹带的状态下（参照第130页），收紧核心肌群后，不要弯腰，用手臂和腿的力量推车。

如果腰部低于购物车，在固定腰部的状态下，利用髋关节铰链姿势，微屈髋关节推车。

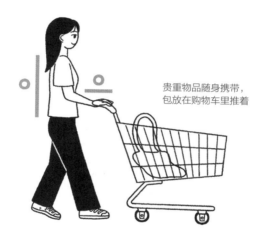

贵重物品随身携带，包放在购物车里推着

Tip

① **购物车比购物筐更好！**

超市购物筐装上商品后，需要用一只手拎着或用一侧手臂挎着，可能使该侧肩部疼痛，破坏脊椎平衡。如果要买的东西比较重，就使用购物车吧！

② **使用个人购物车！**

在市场或小店等没有购物车的地方购物时，最好使用个人购物车。不要拖购物车，用正确的姿势推购物车，可减轻腰部的负担。

51

改变购物车方向

疼痛部位 × 脊椎（颈部、背部、腰部）、
骨盆、髋关节、膝盖、脚踝、脚趾

BAD 改变购物车方向的时候，扭动颈部和腰部，可能会造成椎间盘损伤。特别是购物车里面有东西时，身体只能随着购物车长长的轨迹转，在调整购物车角度和方向的过程中，颈部和腰部可能会扭曲，导致椎间盘受损。腿部扭曲也会给髋关节、膝关节、踝关节等下肢关节带来负担。如果膝盖扭曲，受力加大，膝盖周围韧带损伤，支撑关节的力量就会减弱，会导致软骨损伤，很有可能发展成膝关节炎。

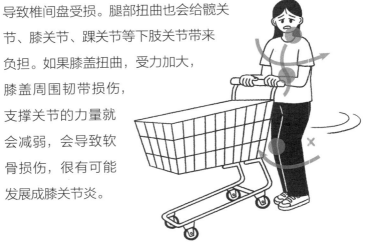

① 将购物车旋转方向另一侧的手向旋转方向推，然后松开手。松开手的一侧的脚向旋转方向转动。

② 之后，另一只脚也跟着转向旋转方向，这样就可以在不扭曲身体的情况下改变购物车的方向。

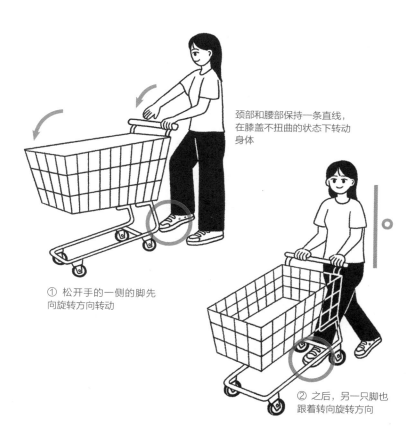

颈部和腰部保持一条直线，在膝盖不扭曲的状态下转动身体

① 松开手的一侧的脚先向旋转方向转动

② 之后，另一只脚也跟着转向旋转方向

52

提重的购物袋
（提购物筐、扔垃圾袋）

疼痛部位 ✕ 脊椎（颈部、背部、腰部）、肩部、
手肘、手腕、手指

BAD 不要弯着腰提沉重的袋子（购物袋或垃圾袋），
也不要仅用一侧手臂的力量提沉重的袋子。在脊
椎弯曲的状态下受力，容易造成椎间盘损伤。如果一侧手臂承
受袋子的重量，会对手臂关节造成负担。另外，如果为了使袋
子不掉下来而扭曲手腕，用手指紧紧抓住袋子，手肘、手腕和
手指可能发生肌腱炎和关节炎。

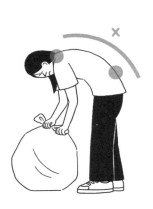
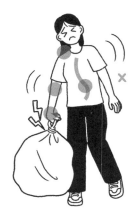

GOOD 应将重物分装在两个袋子里。站在两个袋子中间，颈部和腰部保持一条直线，利用髋关节铰链姿势，弯曲髋关节和膝关节。手腕保持一条直线，手指轻轻挂在手柄上。腰部保持一条直线，腹部用力，髋关节和膝关节伸展。伸直双臂，最大限度地将袋子贴近身体，为了不使身体向一侧倾斜，小心移动袋子。

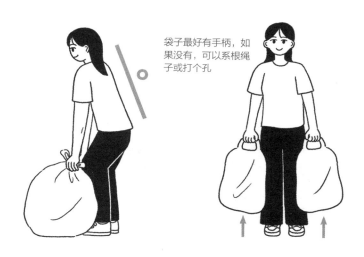

袋子最好有手柄，如果没有，可以系根绳子或打个孔

Tip

① **如果腰痛严重，使用小推车或带轮子的购物筐！**
抬起东西的动作会给腰椎间盘带来负担。可以用小推车或带轮子的购物筐来移动物品。

② **回收纸箱时，将纸箱夹在腋下！**
丢弃纸箱时，要将纸箱折叠起来，将小纸箱夹在大纸箱中间，缩小体积，然后将它们夹在腋下，手臂紧贴躯干移动。

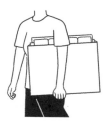

53

站着做厨房家务
（做饭、洗碗等）

疼痛部位 ✕ 脊椎（颈部、背部、腰部）、肩部、

手肘、手腕、骨盆、髋关节、膝盖、脚踝

BAD 如果在比较低的烹饪台或水槽前工作或长时间做

家务，即使刚开始采取正确的姿势，姿势也会发

生变化。颈部和腰部向
前弯曲，很容易使身体
前倾或身体歪斜。这样
不仅会引起颈部和腰部
疼痛，还会引起肩部酸
痛，当拿起沉重的锅擦
拭或用刀时，很难正确
用力。

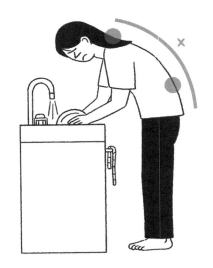

GOOD 烹饪台或水槽的高度应适合自己的身高。站在烹饪台或水槽前时，烹饪台或水槽比手肘低5~10厘米比较合适。站着做厨房家务时，双脚贴在地板上，双腿微微分开，颈部和腰部保持一条直线，胸部和肩部保持平直。

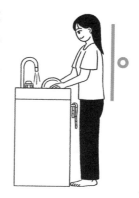

如果工作台比身高高很多，就要在脚下垫上垫板，将垫板调整到合适高度。如果工作台低，就在维持腰椎前凸正常生理曲线的同时，避免让膝盖过多地向前凸出，以髋关节铰链姿势轻轻弯曲髋关节和膝关节。（参照"放低身体工作"第129页）

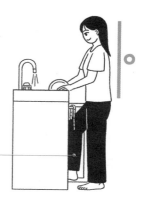

长时间工作时，打开水槽下的门，轮流将一条腿放在水槽下方，这样可以更轻松地保持颈部和腰部伸直的姿势

Tip

① **如何使双脚舒服地贴在地上？**

需要长时间站立时，最好铺上柔软的脚垫。

② **不要长时间弯曲着身体！**

如果有需要很长时间做的事情，最好把器具放在适合自己身高的餐桌上，坐在椅子上或站着做。

54

用刀

疼痛部位 ✕ 脊椎（颈部、背部、腰部）、肩部、
手肘、手腕、手指

BAD 用刀的时候，头不要太低，也不要前伸或侧弯，另外，集中注意力做家务时，腰部容易弯曲，这会引起椎间盘损伤。

肩部用力抬起放下，使手臂向上和向下压的"按压刀法"可引起肩峰撞击综合征，使颈部与肩部周围肌肉持续紧张，产生不适感。此外，当刀接触到砧板时，冲击力会直接传递到手臂，给手臂关节带来负担。

如果双臂远离躯干，活动不固定，整个手臂容易晃动，肩部和手肘的负担会加重，手腕弯曲或紧握刀柄，手腕和手部关节损伤风险增加。

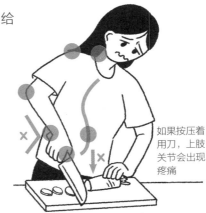

如果按压着用刀，上肢关节会出现疼痛

GOOD 用刀时，颈部和腰部挺直，双肩舒适下垂。手肘贴在躯干上，前臂和手呈一条直线固定手腕，用伸直手肘的力量"推着切"。

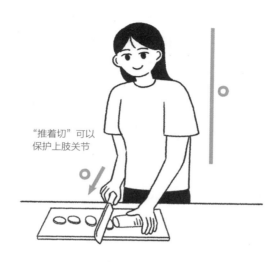

"推着切"可以保护上肢关节

Tip

① **切硬食材**

切萝卜、南瓜等硬食材时，为了不使握着刀柄的手的腕部弯曲，可以用另一侧手固定，用力时膝盖微微弯曲承受身体的重量后再切。为了减轻关节负担，要使用锋利的刀。

② **将食材沿对角线方向放置后再切**

如果将食材放在与砧板平行的位置切，从砧板中间部分开始，手腕会弯曲。右手拿刀的人从右上角向左下角方向切，左手拿刀的人从左上角向右下角方向切。

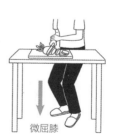

微屈膝

55

炒菜

疼痛部位 × **脊椎（颈部、背部、腰部）、肩部、**
手肘、手腕、手指

BAD 炒菜时，如果手背朝着天花板握着炒锅的手柄，
手腕就会弯曲，在不摇晃炒锅的情况下，就要利
用腕关节反复弯曲和伸直来进行，手腕就会出现疼痛。

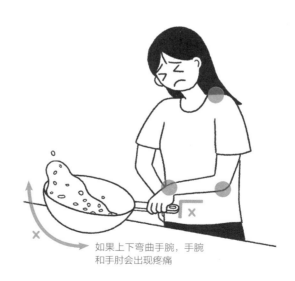

如果上下弯曲手腕，手腕
和手肘会出现疼痛

① 轻轻握住炒锅的手柄，拇指或手掌朝向天花板，手和前臂呈一条直线，防止手腕弯曲。

② 手腕固定，手臂靠近躯干，不要用肩关节将炒锅往上提，要沿对角线拉动炒锅。如果是固定式炊具，可以将炒锅紧贴在炊具上推拉，以减轻肩部负担。

③ 搅拌食材时也要固定手腕，肩膀前后活动颠勺。

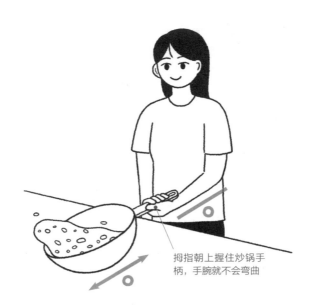

拇指朝上握住炒锅手柄，手腕就不会弯曲

56

往橱柜里放东西、从橱柜里取东西

疼痛部位 × 肩部

 如果经常往高于肩部的橱柜里放东西或从高于肩部的橱柜里取东西，可能会引发肩峰撞击综合征，严重时还会导致肩袖撕裂。

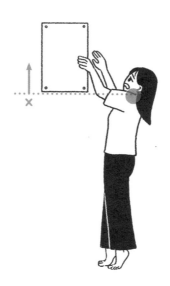

GOOD 使用稳定的脚凳抬高身体，使手臂伸入橱柜时，手臂的高度低于肩部的高度。取出或放入碗、锅等物品时，要将腰部挺直，以髋关节铰链姿势，反复弯曲、伸展髋关节来完成动作。

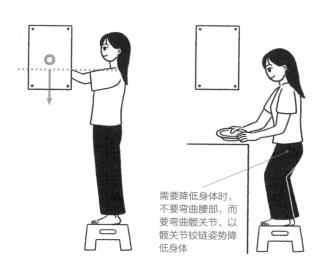

需要降低身体时，不要弯曲腰部，而要弯曲髋关节，以髋关节铰链姿势降低身体

Tip

① 将常用的物品放在水槽旁或最上面的抽屉里！

如果将常用的物品放在站立时低于肩部高度的水槽旁或最上面的抽屉里，可以预防腰部和肩部疼痛。

② 开瓶盖时抓住下方！

开瓶盖时，手肘靠近躯干，抓住瓶盖的下侧扭动，可以减轻手肘和手腕的负担。

57

使用吸尘器或拖把

疼痛部位 × 脊椎（颈部、背部、腰部）、肩部、
手肘、手腕

BAD 使用吸尘器或拖把时，如果将注意力集中在清洁地板上，会导致颈部和腰部弯曲，从而造成椎间盘损伤。特别是手柄短时，上身会更加低垂，对腰部和颈部关节不利。

如果仅靠手臂力量推吸尘器或拖把，手腕会扭曲或使手指紧紧握住手柄，手肘和肩部的负担增加，从而引发疼痛。另外，如果过度伸展手臂，肩部的负担增加，腰部可能会弯曲，因此要注意。

如果扭动腰部，转换多个方向清扫，会给腰部带来负担。

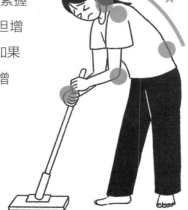

为了在不弯腰的情况下进行大面积清洁，应该使用手柄足够长的清扫工具。颈部和腰部挺直固定，以髋关节铰链姿势，微微弯曲髋关节和膝关节，下肢用力进行清扫。改变方向时，首先要确认想要清扫的方向，颈部和腰部保持一条直线，用脚改变方向。需要放低身体时，可以挺直背部，一只手抓住墙壁、沙发等来支撑身体，以髋关节铰链姿势进一步弯曲髋关节和膝关节。

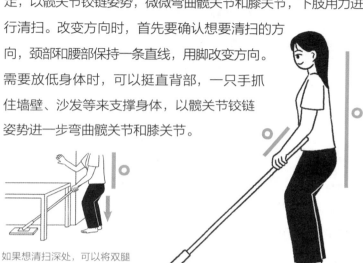

如果想清扫深处，可以将双腿分开得宽一些，或将一条腿向后伸，将身体放低后，再将吸尘器或拖把往里推，进行清扫

Tip

① 拖把要买什么样的？

手柄部分粗且材质好的拖把比较好。使用这样的拖把比较省力，也无须太用力抓手柄，不用扭动手腕。

② 吸尘器要买什么样的？

最好选择能够调节延长管长度的无线吸尘器。

③ 该怎么扫地呢？

手腕固定成一字形，利用肩部和手臂的力量扫地。尽可能靠近要清理的地方，在不弯腰或无须伸展手臂的情况下扫地。

58

使用抹布擦地

疼痛部位 × 脊椎（颈部、背部、腰部）、肩部、

手肘、手腕、手指、骨盆、髋关节、膝盖、脚踝

BAD 使用抹布擦地时，大多数人会弯腰屈膝，这种姿势会增加腰椎间盘、髋关节、膝关节、踝关节损伤的风险。如果只用手肘和手部的力量擦地，手肘、手腕和手指都会出现疼痛。

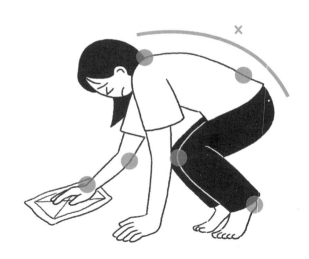

坐着用抹布擦地对膝盖和腰部都不好，最好不要这样做。不得不用抹布擦地时，双膝跪地，腰部挺直。利用手臂和背部的力量，画圆或纵向擦地会更省力。

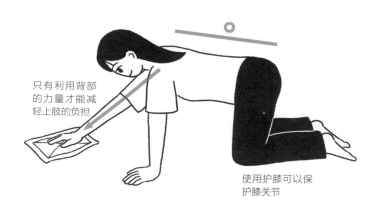

只有利用背部的力量才能减轻上肢的负担

使用护膝可以保护膝关节

Tip

要垂直拧抹布！

拧抹布时，手肘靠近躯干，不要横向拧，而是要垂直拧。这种姿势可以将手肘支撑在躯干上，从而提高稳定性，手肘和手腕关节不用过度扭转，不会对关节和肌肉造成负担。

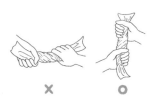

59

使用洗衣机

疼痛部位 × 脊椎（颈部、背部、腰部）

 往洗衣机里放入或取出衣物时，如果弯曲颈部和腰部，可能会造成椎间盘损伤。

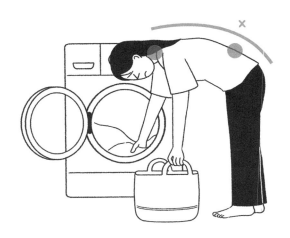

在洗衣机前侧放入、取出衣物时，在维持永久腹带的状态下，一只脚向后退一步，膝盖触到地面后弯曲髋关节，取髋关节铰链跪姿（参照第131页）。

或者一只手抓住洗衣机，在维持永久腹带的状态下，一条腿向后抬起，髋关节弯曲，上身向前倾斜，放入或取出衣物。

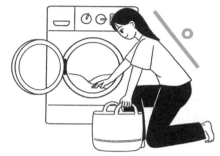

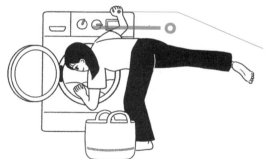

用一只手抓住洗衣机，有助于保持脊椎中立，维持身体重心稳定

Tip ∿∿∿

洗衣机要买什么样的？

如果使用向上开关门的洗衣机，无论怎么改变姿势，不弯腰都无法取出衣物，因此更推荐前面开关门的洗衣机。如果用的是向上开关门的洗衣机，最好使用长夹子来取出洗好的衣物。

60

手洗衣服

疼痛部位 × 脊椎（颈部、背部、腰部）、肩部、
手肘、手腕、手指、骨盆、髋关节、膝盖、脚踝

BAD 弯曲颈部和腰部，屈膝下蹲手洗衣服会增加椎间
盘损伤和膝关节退行性关节炎的发生风险。蜷缩
的姿势使肩部向前卷，用双手握住要洗的衣服，用力揉搓的动
作会给肩部、手肘、手腕、手指关节带来负担。

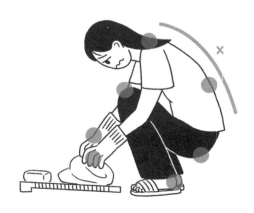

尽量使用洗衣机，小件衣物最好站在洗脸池前洗。

不得不坐着洗衣服时，不要蜷缩着坐，伸直颈部和腰部，伸直膝盖或微微屈膝，坐在椅子上洗。挺胸，肩膀自然放松，双臂尽量贴近身体洗衣服。

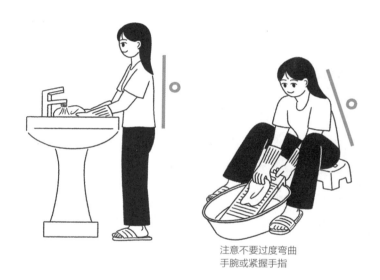

注意不要过度弯曲
手腕或紧握手指

Tip

使用搓衣板！

握着双手搓洗衣物，手腕会弯曲，手指受力也大，所以最好使用搓衣板。但是，如果将搓衣板放在地上使用，则需要蜷缩身体，可以放在洗漱台上，调节高度使用。

61

晾衣服

疼痛部位 × 脊椎（颈部、背部、腰部）、肩部

BAD 如果晾衣架高于肩部，会给肩部带来负担，如果反复将洗好的衣物拿出、晾起来，就需要反复弯曲颈部，颈椎间盘可能会受损。另外，如果将洗衣篮放在地上，反复弯腰拿起洗好的衣物，弯腰过程中可能会造成腰椎间盘损伤。

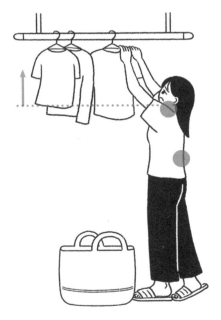

GOOD 调节晾衣架高度，使其高度低于肩部。腰部挺直固定，以髋关节铰链姿势弯曲两侧髋关节和膝关节，或向后抬起一条腿，做出髋关节铰链姿势，反复从洗衣篮里拿起衣物挂上即可。

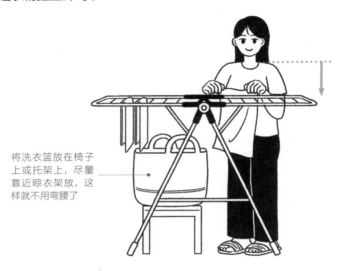

将洗衣篮放在椅子上或托架上，尽量靠近晾衣架放，这样就不用弯腰了

Tip

① 整理衣柜

整理衣柜时注意姿势，可以预防肩部、颈部、手臂疼痛。放低衣架杆，使用夹子，或放置一个矮的脚凳，踩上去挂衣服。

② 使用抽屉柜

经常穿的衣服放在不用弯腰就可以放入、取出的位置。使用位置较低的抽屉（放入、取出衣服）时，在髋关节和膝关节弯曲、腰部挺直的状态下进行。

③ 叠衣服

将衣服放在桌子上后，再以正确的姿势坐着或站着叠衣服。

62

照顾植物

疼痛部位 ✕ 脊椎（颈部、背部、腰部）、肩部、

手肘、手腕、骨盆、髋关节、膝盖、脚踝、脚趾

BAD 大部分植物的茎都低于人的身高，因此做剪枝、
分枝等照顾植物的工作时，只能低头、弯腰或屈
膝蹲坐做。这些姿势可能会造成椎间盘损伤，也可能造成膝
关节和踝关节损伤。有时为了照顾
植物得在地上盘腿坐很长时间，
但是这样的姿势很容易使腰部弯
曲，因此腰痛患者应尽量避免
做出这一姿势。

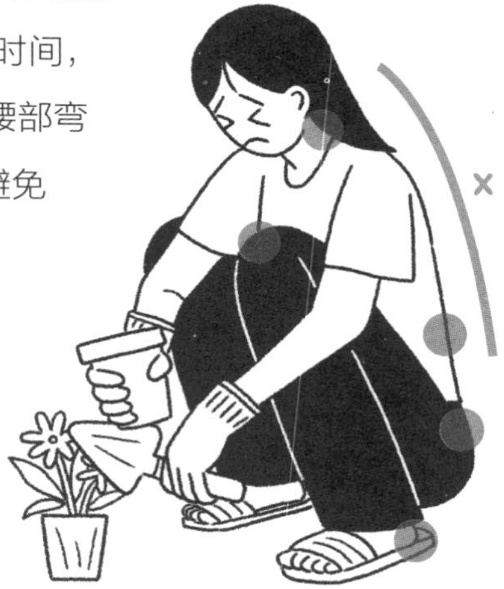

需要短时间照顾植物时，可以用髋关节铰链姿势
放低身体进行（参照第130页）。

需要长时间照顾植物时，最好将植物放在适合自己身高的工作
台上，以正确的姿势站立，或以正确的姿势坐在椅子上进行。
（参照"坐在椅子上工作"第101页、"工作台（键盘）高度"
第105页）

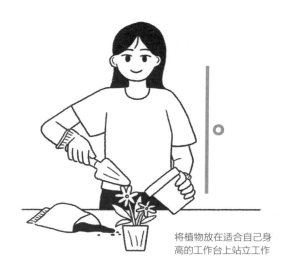

将植物放在适合自己身
高的工作台上站立工作

Tip

需要抬高手臂照顾植物时，借助梯子抬高身体！

如果将双臂举过头顶长时间工作，如嫁接树木、从果树上摘果实等，可
能会引发肩峰撞击综合征，严重时可能会导致肩袖撕裂。将手臂伸到高
处工作时，用结实的梯子或脚凳抬高身体，从而使手臂的高度低于肩高。

63

挪花盆

疼痛部位 × 脊椎（颈部、背部、腰部）、肩部、

手肘、手腕、骨盆、髋关节、膝盖、脚踝、脚趾

BAD　　养植物时会遇到花盆托盘的水溢出而需要把花盆

抬起，或需要将花盆移到阳光好的地方的情况。

如果弯腰抬起又大又
重的花盆，脊椎会瞬
间受到强大的力量，
有发生椎间盘损伤的
风险。

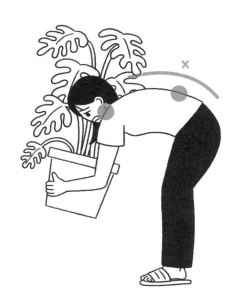

GOOD 如果是小花盆，可以将双腿张开，将花盆放在双腿中间，腰部挺直，髋关节和膝关节弯曲，最大限度地将花盆贴近身体后抬起。此时，双臂尽量贴在肋下，用身体支撑花盆的重量。（参照"搬重物"第143～145页）

如果移动时需要改变方向，颈部和腰部保持一条直线，利用脚改变方向。（参照"拿着物品转换方向"第147页）

沉重的花盆要用手推车搬运，需要经常变换位置的花盆放在带轮子的支架上，挺直腰部推着移动。

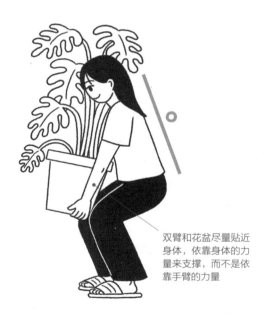

双臂和花盆尽量贴近身体，依靠身体的力量来支撑，而不是依靠手臂的力量

64

浇水

疼痛部位 ✕ 脊椎（颈部、背部、腰部）、肩部、手肘、手腕、骨盆、髋关节、膝盖、脚踝、脚趾

BAD　　如果站着用喷壶给植物浇水，为了确认是否充分浇水，颈部和腰部很容易弯曲，身体很容易扭曲。这种姿势容易引起椎间盘损伤。蹲着给小型植物浇水对膝盖不好。

如果用一只手拿着盛满水的喷壶浇水，由于单手承担重量，会对该侧从肩部到手指的上肢造成负担，手腕也容易扭伤。

GOOD 一只手握住把手，另一只手托着喷壶的下部，将上身承受的负担分成两部分。确认花盆位置后，拿着喷壶把手的手面向花盆的正面，站着浇水。此时，腹部用力，颈部和腰部挺直，手腕要固定成一字形，不要弯曲手腕。

需要放低身体浇水时，双脚分开，与肩同宽，腰部挺直，髋关节和膝关节弯曲，放低身体。

如果需要靠近地面，就将一条腿向后伸，膝盖触地后浇水。

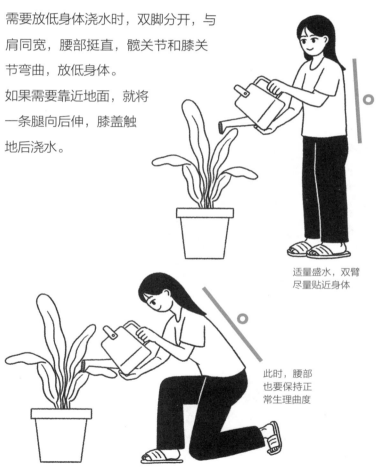

适量盛水，双臂尽量贴近身体

此时，腰部也要保持正常生理曲度

Chapter 7

照顾孩子或宠物时这样做，所以感到疼痛

■

照顾孩子、宠物

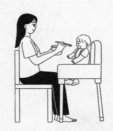

好不容易到了周六，李女士本想好好休息一下，姐姐却突然出现在她面前，将外甥和宠物狗咚咚一起托付给她，说自己公司有急事，匆匆忙忙就走了。平时都是姐姐看孩子，她简单帮帮忙，独自带孩子还是第一次。

她抱着哭泣的外甥坐在了沙发上。突然，她喊道："哎哟，我的腰啊！"她的腰本来就不好，外甥的体重又不轻，腰痛加重了。此时，宠物狗咚咚也闹着让李女士抱。混乱中她又闻到了奇怪的味道。好不容易坐下，又得起来。她将外甥放在地上，帮他换尿不湿。李女士用一只手抬起哭闹的外甥的腿，瞬间她的肩部和腰部感到一阵刺痛。她又抱着外甥重新坐在沙发上喂他喝奶粉，这时，她的手臂、腰部、颈部都感到刺痛。到了晚上10点姐姐才来把外甥带走，她让李女士再帮她照顾一天咚咚。

第二天遛狗时，咚咚因为看见了鸽子而猛地一跳，李女士被牵引绳拽得摔倒了。腰扭到了，右腿到右脚也感到一阵剧痛。她连路都走不了了，急忙把朋友叫来。对李女士来说，这个周末也太长了。

65

抱起孩子

疼痛部位 ✕ 脊椎（颈部、背部、腰部）、肩部、
手肘、手腕、骨盆、髋关节、膝盖、脚踝、脚趾

BAD 抱起孩子时，如果伸直双腿，弯着颈部和腰部，椎间盘所承受的负担会加重。如果在膝盖过度弯曲的状态下抱起孩子，膝盖很容易受伤。此时，如果伸出手臂抱起孩子，手离身体越远，孩子的重量比实际重量越重，也就越费力。这样，不仅是腰部，肩部、手肘、手腕等的负担都会加重。

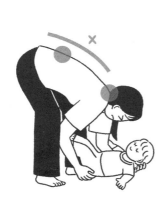 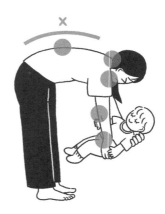

用髋关节铰链姿势（参照第130页）抱起孩子，可以保护腰部和各关节。

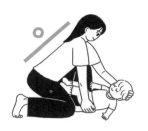

① 站在孩子前面，颈部和腰部挺直，弯曲两侧髋关节和膝关节，或将一只脚向后退，膝盖触到地面，双手抱住躺着的孩子，拉向胸部方向，最大限度地贴近身体。

孩子站立的时候，以相同的方法，将身体降低至孩子的身高，最大限度地将孩子贴近自己抱起来。如果此时双臂贴近躯干支撑，更省力。

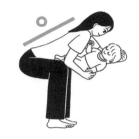

② 保持腰部挺直的同时，腹部用力，髋关节和膝关节伸直站起来。

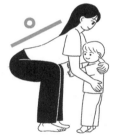

Tip

① **抱小婴儿，手应该放在哪儿？**

小婴儿的头部是身体最重的部分，用一只手支撑住小婴儿的头部和颈部，用另一只手托住其臀部。

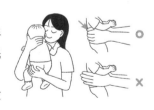

② **抱颈部可以支撑头部的孩子，手应该放在哪儿？**

拇指紧贴食指，放在孩子的腋下。如果拇指放到孩子的肩膀上，很容易折弯，拇指方向的手腕韧带或肌腱很容易受伤。

66

站着抱孩子

疼痛部位 ✕ 脊椎（颈部、背部、腰部）、骨盆、髋关节

BAD 如果站着抱孩子，就像孕晚期的姿势一样，骨盆向前转动，腰部和腹部向前挺出，上身向后仰，让孩子趴在腹部，会给腰部造成负担。此时，如果折腕托起孩子，会给手腕韧带和关节造成负担。

如果将孩子搭在一侧骨盆上或偏向一侧抱起孩子，骨盆就会变形，脊椎也会侧弯，容易诱发脊椎和骨盆疼痛，还会压迫经过骨盆前侧的神经，引起大腿麻木或感觉功能下降等。

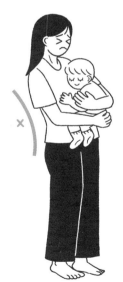

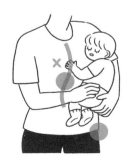

GOOD 将孩子抱到胸部高度，要不偏不倚地抱在身体的正中央。此时，将孩子放在上臂和胸部之间，手腕与前臂和手呈一条直线，微微弯曲手指抱住孩子。站着抱孩子时，两脚微微张开，骨盆保持中立，挺胸站立。此时要收腹，避免腹部向前凸出。

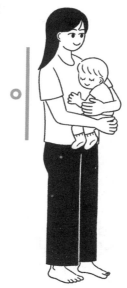

轮换位置抱孩子

Tip

① **抱孩子不累的秘诀：同时抱着孩子和自己的手臂！**

最大限度将双臂贴近躯干，用托着孩子臀部的手臂一侧的手抓住托着孩子颈部或背部的手一侧的手肘（a），或搭在上臂内侧，同时抱住孩子和自己的手臂（b）。这样可以减轻肩部、手肘和手腕的负担。

a   b

② **婴儿背带和腰凳背带**

婴儿背带包裹着孩子的整个身体。在抱孩子之前，先将婴儿背带的腰带部分固定在骨盆上。然后让孩子坐好，调整肩带，使孩子靠在胸部。如果肩带太长，活动时孩子会晃动，所以每次使用时都要进行调整。由于用骨盆和肩部支撑孩子的重量，可以较长时间使用。

腰凳背带是戴在腰上，以腰部力量"抱住"孩子的背带，长时间使用容易形成挺腹的姿势，对腰部和骨盆造成负担。另外，孩子的身体不固定，为了支撑孩子的身体，腰部负担会更重，因此只能短时间使用。

67

背孩子

疼痛部位 × 脊椎（颈部、背部、腰部）、骨盆、髋关节、
膝盖、脚踝、脚趾

BAD 背孩子时，蹲在地上，腰部严重前弯的姿势会给
腰部和膝盖带来负担。

如果站立背孩子时，把孩子抱在前面后，扭腰将孩子向后转，
再向前弯腰背孩子，容易扭伤腰部，绝对不能这样做。

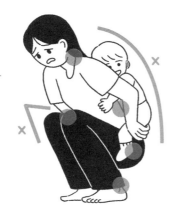
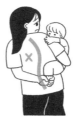
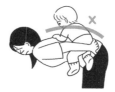

① 将孩子放在沙发或床上，挺直颈部和腰部，分开双脚坐下，膝盖不要弯曲太多。

② 保持腰部挺直，弯曲髋关节降低上身，将孩子背在背上。要想减轻因孩子的重量而产生的肩关节、肘关节、腕关节、手指关节等上肢关节的负担，尽量将双臂贴近躯干，用腕关节、肘关节等大关节托着孩子，最大限度地将孩子贴近身体。

③ 腹部用力，腰部挺直，用臀部和大腿的力量伸展髋关节和膝关节，慢慢站起来。

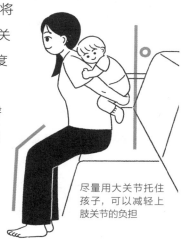

尽量用大关节托住孩子，可以减轻上肢关节的负担

Tip

需要长时间抱孩子时，最好将孩子背在背上！

如果长时间抱着孩子，颈部和腰部很容易向前弯曲，有可能引起椎间盘损伤。如果将孩子背在身后，孩子的重量会使腰部挺直，颈部和肩部也会一起抬起来，有助于以正确的姿势站立。需要长时间抱孩子时，最好将孩子背在背上。为了减轻肩关节、肘关节、腕关节等上肢关节的负担，请使用婴儿背带、褯袢等。但要注意，背着孩子站立时，腰部要挺直，身体不要前倾或后仰。

68

抱着孩子转换方向

疼痛部位 × 脊椎（颈部、背部、腰部）、骨盆、髋关节、
膝盖、脚踝、脚趾

BAD 抱起孩子后改变方向时，如果站着转动颈部、腰部和腿部，可能会造成椎间盘、髋关节、膝关节、踝关节的损伤。抱着孩子或背着孩子走路，改变方向时也同样要注意。

颈部和腰部保持一条直线，将孩子贴近身体抱住后，先将一只脚转向要去的方向，然后将孩子连带自己的身体一起转动。（参照"拿着物品转换方向"第147页）

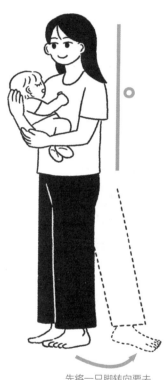

先将一只脚转向要去的方向

69

坐着哺乳

疼痛部位 × 脊椎（颈部、背部、腰部）、肩部、
手肘、手腕、骨盆、髋关节、膝盖、脚踝、脚趾

BAD 哺乳一次通常需要20~30分钟，宝宝月龄不同，妈妈哺乳的次数也不同，有的妈妈一天要哺乳10~12次。由于要长时间反复做同样的姿势，如果姿势不良，对妈妈的关节健康影响很大。

哺乳时坐在地上，弯着腰，身体倾斜，屈颈、蹲坐，看向孩子，很容易造成颈部和腰部受损。此时，将一条腿伸直或弯曲，另一条腿屈膝立起，会导致脊椎弯曲，无法正常站立，妈妈和孩子的重量会集中于尾骨。

这会导致尾骨疼痛。另外，盘腿姿势会对髋关节和膝关节造成负担，从而产生炎症，所以最好不要做这种姿势。如

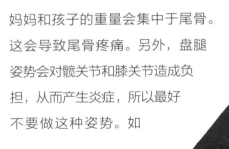

果长时间托着孩子的臀部和头部抱着孩子，会对肩部、手肘、手腕造成负担，所以要注意。

如果坐在椅子上哺乳时，腰部不靠在椅子上，臀部滑下来坐，或倾斜着坐，腰部会弯曲，尾骨会受到压力。这与坐在地上哺乳一样，会引起腰部和骨盆疼痛。如果为了让孩子靠近胸部，而将一条腿放在另一侧大腿上，会给髋关节和膝关节带来负担。

哺乳时椅子的高度也很重要。如果椅子太低，背部和腰部容易弯曲，有椎间盘受损的风险。相反，如果椅子太高，很容易踮起脚抱孩子，这会造成脚踝、脚背、脚趾关节酸痛。

GOOD 如果想坐着哺乳，首先要挑选合适的椅子。坐着的时候，椅背要能很好地支撑腰部。如果椅背太软，臀部容易塌陷，腰部很难挺直。以正确姿势坐在椅子上的时候，双脚脚掌要能接触地面。如果椅背不能很好地支撑腰部，可以在腰部后面垫上垫子支撑；如果脚不能全部着地，可以在脚底下方放置脚凳，让膝盖与髋关节高度相同或比其稍低。(参照"坐在椅子上工作"第101页)

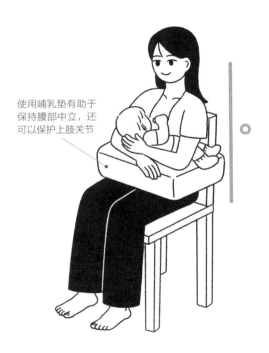

使用哺乳垫有助于保持腰部中立，还可以保护上肢关节

肩部挺直，上身向后靠，手臂下面垫上足够高的哺乳垫，使妈妈不用弯腰，也能让乳头位于孩子的人中处，然后将孩子最大限度地向上抬。妈妈不要俯身，让孩子从哺乳垫上靠近妈妈。使用哺乳垫，可减轻抱起并支撑孩子的力量，从而减轻肩关节、肘关节、腕关节等上肢关节的负担。

坐着喂奶粉时这样做！

和哺乳时一样，挺直颈部、腰部坐在椅子上，身体靠在椅背上。用靠垫将孩子的身体抬高，将孩子立起45度左右喂奶粉。

70

给孩子喂饭

疼痛部位 × 脊椎（颈部、背部、腰部）、肩部、
手肘、手腕、骨盆、髋关节、膝盖、脚踝、脚趾

BAD 给坐在地板上的孩子喂饭时，为了配合孩子的高
度，坐在地上或站立弓背的姿势会对腰部和膝盖
造成损伤。

坐在餐桌旁喂孩子的时候，如果让
孩子坐在膝盖上，为了看向孩
子，会弯曲颈部和腰部，因此
会造成相应部位的损伤，还会
给抱着孩子的一侧肩部、手
肘、手腕带来负担。另外，如
果和孩子并排或呈90
度坐在餐桌旁，喂
孩子时颈部和
腰部会扭曲，
这对脊椎健康
不利。

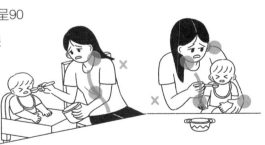

面对着孩子喂饭的姿势最好，因为不用扭腰。为了减轻腰部和膝盖的负担，大人以正确的姿势坐在椅子上，将孩子放在儿童专用餐桌椅子上，调整高度，使大人不用弯腰就可以给孩子喂饭。

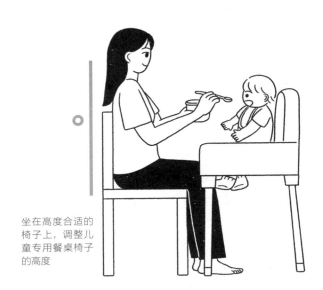

坐在高度合适的椅子上，调整儿童专用餐桌椅子的高度

Tip

坐在桌子旁陪孩子玩耍吧！

长时间和孩子一起读书或玩搭积木等游戏时，与其蹲在地上或斜躺在床上，不如以正确的姿势坐在餐桌或书桌旁，这更有利于关节健康。

71

给孩子换尿布

疼痛部位 × 脊椎（颈部、背部、腰部）、

骨盆、髋关节、膝盖、脚踝、脚趾

BAD 一天要换好多次尿布，如果每次换尿布都弯曲腰部和颈部，盘腿坐下或跪着坐下，会对椎间盘、髋关节、膝关节和踝关节造成损伤。再加上伸出手臂，用一只手抬起孩子的腿，这会加重椎间盘的负担。

站着在床边或专用台边换尿布时，也要避免做出弯曲腰部和颈部的姿势。

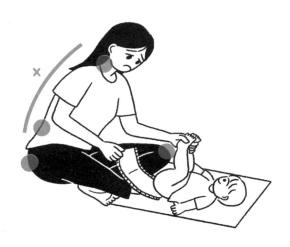

GOOD 为了不弯曲腰部，可以在抽屉柜、桌子等高度合适的地方换尿布，或使用高度合适的换尿布专用台。双腿张开，与肩同宽，腰部挺直，用髋关节铰链姿势弯曲髋关节和膝关节，低下上身。

换完尿布抱起孩子时，与"从地板上抱起孩子"一样，先将孩子贴近身体，抱住孩子，然后腰部挺直，臀部和大腿用力，伸展髋关节和膝关节站起来。

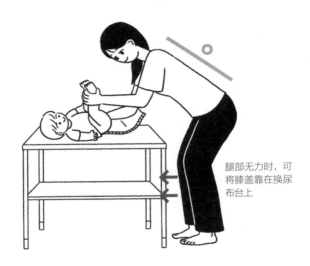

腿部无力时，可将膝盖靠在换尿布台上

Tip

① 使用婴儿床吧！

孩子睡觉或躺着独自玩耍时，最好使用婴儿床。要将孩子抱起来时，比起从地板上抱起，从床上抱起，对关节的负担更轻。

② 最好使用换尿布专用台！

给孩子穿脱衣服、洗澡后用毛巾擦干水分、涂抹保湿剂时，使用换尿布专用台有利于关节健康。

72

给孩子洗澡

疼痛部位 ✕ 脊椎（颈部、背部、腰部）、骨盆、髋关节、膝盖、脚踝、脚趾

BAD　给孩子洗澡时，通常会将婴儿浴盆放在浴室的地板上。给孩子洗澡时，只能弯曲颈部和腰部，屈膝蹲下或坐在低矮的凳子上。这种姿势对脊椎、髋关节、膝关节和踝关节都不好。

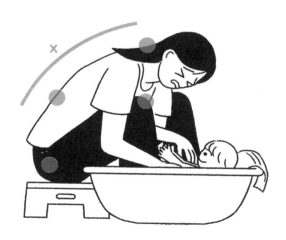

GOOD 给孩子洗澡时，颈部和腰部挺直，站直，手臂贴于躯干，手肘弯曲90度左右，调整婴儿浴盆高度，使前臂舒适地搭在婴儿浴盆上端。这样，托着孩子的手臂支撑在身体上，可以减轻上肢关节的负担，擦拭孩子的手一侧的肩部也不用过度抬高，可以预防肩峰撞击综合征。

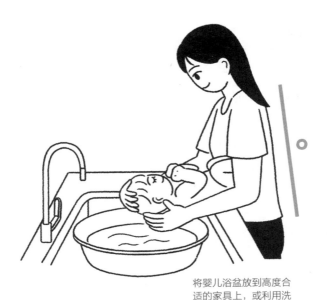

将婴儿浴盆放到高度合适的家具上，或利用洗手池

73

躺着哄孩子睡觉

疼痛部位 ✕ 脊椎（颈部、背部、腰部）、肩部、手肘、手腕、骨盆、髋关节、膝盖、脚踝、脚趾

 哄孩子睡觉或将孩子放在身旁一起睡觉时，大人会面向孩子侧躺。侧躺容易使脊椎和骨盆扭曲。严重弯曲髋关节和膝关节支撑身体会给关节带来负担。另外，如果弯曲或伸开放在下面的手臂支撑自己的头部，手臂的血管和神经被压迫，手臂可能会发麻或失去感觉，被压手臂一侧的肩部、手肘和手腕可能会出现疼痛。

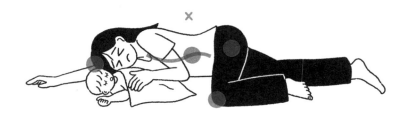

和孩子侧躺着睡觉时，枕上适合的枕头，腰下垫上腰枕，使头部、背部和腰部呈一条直线。

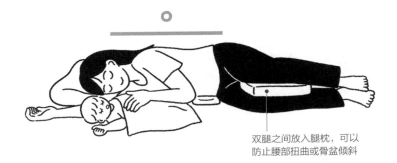

双腿之间放入腿枕，可以防止腰部扭曲或骨盆倾斜

Tip

① 和孩子一起睡的时候也要躺在床上！

照看孩子的大人和孩子一起睡时，怕孩子会掉到床下，有时会在地板上铺褥子睡觉，这对腰部和关节健康不好。和孩子一起睡时，可以将孩子放在墙侧，或在周围放枕头等，睡在足够宽的床上，有利于关节健康。

② 躺着哺乳！

剖宫产后难以坐下或夜间哺乳时，最好以侧躺姿势哺乳。

74

推婴儿车

疼痛部位 × 脊椎（颈部、背部、腰部）、肩部、
手肘、手腕、手指

BAD 如果用力推婴儿车，身体会向前倾斜，可能会伤
到颈部和腰部。此外，如果用手臂推婴儿车，肩
部和手肘的负担会加重。推着婴
儿车时，将装着孩子物品的包
背到一侧，脊椎和肩部容易
向一边倾斜，会造成疼痛。

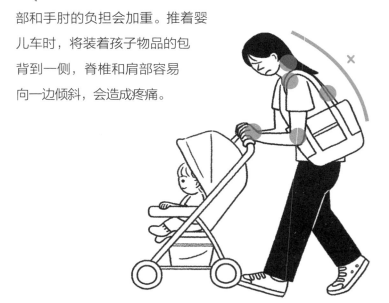

颈部和腰部挺直，双臂贴在躯干上。手肘弯曲，前臂和手呈一条直线，轻轻抓住婴儿车把手。维持永久腹带状态（参照第130页）收紧核心肌群后，不弯腰，用臀部和腿部力量推婴儿车。

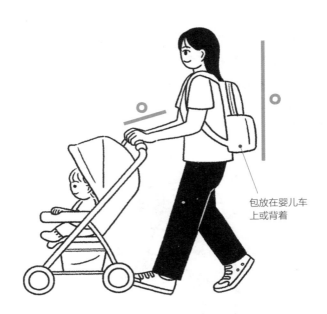

包放在婴儿车上或背着

75

将孩子抱上、抱下安全座椅

疼痛部位 × 脊椎（颈部、背部、腰部）、

骨盆、髋关节、膝盖、脚踝、脚趾

BAD 站在车外，将孩子抱上安全座椅或抱下来时，大人和孩子会呈90度，要想抱孩子，必须扭动颈部、腰部、骨盆或腿部。此时，很容易发生椎间盘、髋关节、膝关节和踝关节损伤。

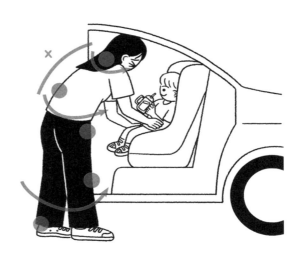

① 为了能与孩子面对面，站在车外，抬起一只脚踩在车内，用髋关节铰链姿势弯曲髋关节和膝关节。

② 另一条腿伸直，脚踩在车外地面上。

③ 尽量与孩子面对面，挺直腰部，将孩子紧贴在身上抱起。

④ 伸直在车内弯曲的腿一侧的膝关节和髋关节，向车外移动。

将动作相反地进行，就是将孩子抱上安全座椅的方法。

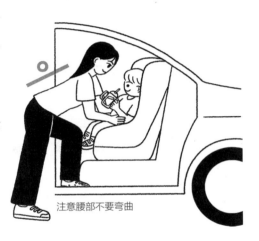

注意腰部不要弯曲

Tip

练习侧弓步动作吧！

将孩子抱上、抱下安全座椅的动作是侧弓步动作。侧弓步动作可以锻炼臀部肌肉和大腿肌肉，特别是大腿内侧肌肉，对减肥也有效果。

1）双手并拢放在胸前，双腿张开站立，与肩同宽。

2）左脚向左侧迈出一大步，像坐在椅子上一样弯曲髋关节和膝关节。注意膝盖不要超过脚尖。另一条腿伸直。

3）伸展髋关节和膝关节，回到最初的姿势。另一条腿也同样进行。

如果动作不熟练，或弯曲膝关节时感到疼痛，可以半屈膝关节（膝关节弯曲45度左右）。

76

给宠物喂食

疼痛部位 × 脊椎（颈部、背部、腰部）、骨盆、髋关节、膝盖、脚踝、脚趾

BAD 如果在颈部和腰部弯曲的状态下，最大限度地弯曲髋关节、膝关节和踝关节，蹲下来给宠物喂饲料或零食，会给脊椎和下肢关节带来负担。另外，如果不提前将饲料或水放在碗里，而是蹲着倒入碗里，会增加蹲着的时间，对关节健康不利。

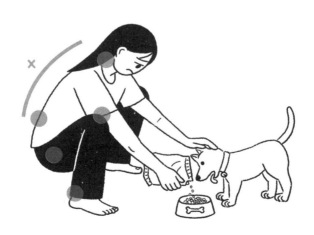

在餐桌或洗手池等与腰部高度平齐的作业台上提前将饲料或水放入碗中。挺直腰部，弯曲髋关节和膝关节蹲坐，或一只脚向后退一步，该侧膝盖触地，放低身体，放下装饲料或水的碗。

与其用手拿着零食喂宠物，不如让宠物自己吃。拿着零食喂宠物时，要以正确的姿势坐在椅子或沙发上，尽量不弯腰。

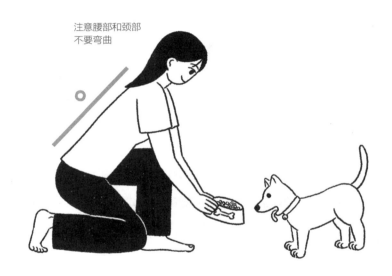

注意腰部和颈部
不要弯曲

77

遛宠物狗

疼痛部位 ✕ 脊椎（颈部、背部、腰部）、肩部、手肘、手腕、骨盆、髋关节、膝盖、脚踝、脚趾

BAD 散步是能够满足宠物狗跑跳、闻气味等基本需求的日常活动。特别是生活在活动受限的室内的宠物狗，散步可以减轻其压力，所以要定期带其散步。此外，散步还能让宠物狗的身体适当活动，从而防止肥胖，保持健康，还能培养其社交能力，使其与其他狗或人类相处融洽。

散步时，要控制好宠物狗，为了周围人的安全，一定要系好狗链、背带等。但是，如果宠物狗突然转换方向或跑得很快，牵着引导绳的宠物主人可能会被拉走而受伤。特别是大型犬或重量重、力量大的宠物狗突然加速奔跑，瞬间的反作用力会导致手腕扭伤，从而引发腱鞘炎等。另外，手肘或肩部会被拉伸，严重时可能会发生脱臼或肌腱损伤，颈部和腰部弯曲，可能导致椎间盘损伤等。不仅如此，追逐快速奔跑的宠物狗时，如果踩空，可能会扭伤脚踝，严重时会因摔倒而导致骨折等，所以需要特别注意。

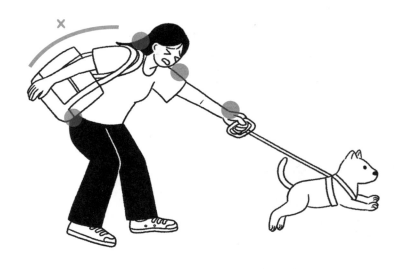

有很多宠物主人养了两只以上的宠物狗，会同时带多只宠物狗散步，为了同时控制好宠物狗，需要经常回头看。而且宠物主人要承受好几只宠物狗同时拉拽的力量，会给各关节带来很大负担，对关节健康不利。

与宠物狗一起散步时，如果想预防受伤，需要放松牵引绳。宠物狗突然加速奔跑或转换方向时，如果牵引绳比较松，宠物主人在被拉拽之前可以一起跑或转换方向等，有时间灵活应对变化。

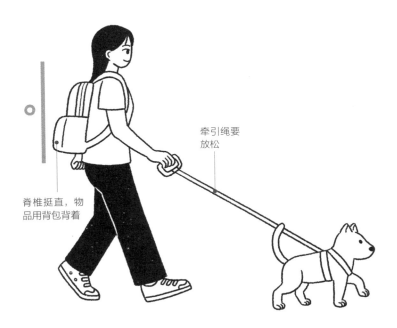

牵引绳要放松

脊椎挺直，物品用背包背着

不要同时遛多只狗，最好一次只遛一只狗，牵着牵引绳，颈部和腰部挺直，以正确的姿势走路。如果将没有牵绳的手放在衣服口袋里走路，很难快速应对摔倒等突发状况，所以要将手臂放在旁侧，自然摆动手臂走路。

Tip

① 最好使用双肩背包装宠物狗用品！

为了维持脊椎平衡，装宠物狗零食、水、排便袋等物品的包最好使用双肩背包，而不使用单肩包或手提包。

② 不要和宠物狗拔河！

和宠物狗玩耍可以增进宠物狗与主人的关系，也可以使宠物狗运动起来。在众多游戏中，与宠物狗拔河对关节不好。拔河是宠物狗将玩具的一侧叼在嘴里，主人用手拉着玩具另一侧的游戏。宠物狗会摇晃头部或整个身体拉扯玩具。此时，用手拉着玩具另一侧的主人的腰部、肩部、手肘、手腕、手指都有可能产生疼痛。如果大型犬用力拉扯玩具，主人很容易因反作用力而导致颈部、骨盆、膝盖、脚踝扭伤，很危险。可以用抓球、抓飞盘等游戏代替拔河，这样既能与心爱的宠物狗一起玩耍，还能保护关节健康，一举两得。

78

抱起宠物

疼痛部位 × 脊椎（颈部、背部、腰部）、肩部、手肘、手腕、骨盆、髋关节、膝盖、脚踝、脚趾

BAD　　坐电梯或过马路时，散步或外出过程中感到疲惫时，要抱起宠物。此时，如果双腿伸直，只弯曲颈部和腰部，对脊椎健康非常不利。如果在过度屈膝的状态下抱起宠物，会造成髋关节或膝关节损伤。

抱宠物时，伸出手臂将宠物举起，手会远离身体，主人所感受到的重量比宠物实际的重量重。因此，腰椎、肩关节、肘关节、腕关节等上肢关节承受的负担加重。如果用错误的方式抱起宠物，宠物就会挣扎或扭动身体，这时为了不让宠物掉落、稳住重心，全身关节要用更大的力量，因此，主人的关节可能会受到损伤。

危害宠物关节健康的姿势也很多。如果只抓住宠物的脖颈、尾巴、前腿将其抱起，或突然抱住宠物，宠物可能会被吓到。另外，应避免将宠物竖着抱起或腹部朝天抱起，以免造成宠物椎间盘损伤，也应避免将手放在宠物前腿下将其抱起，以免增加宠物肩膀脱臼、患关节炎、韧带损伤等风险。

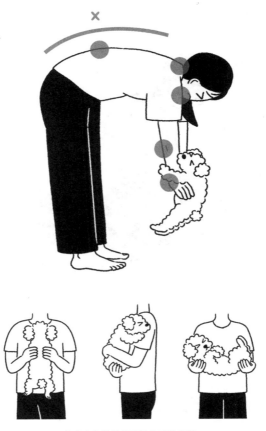

危害宠物关节健康的抱宠物姿势

必须抱起宠物时，采用"抱起孩子"（参照第217页）的方法即可。

① 站在宠物前面，颈部和腰部挺直，弯曲两侧髋关节和膝关节，或将一只脚向后退，膝盖触到地面。双臂贴紧躯干，将宠物抱在胸口处，尽量贴在自己身上。

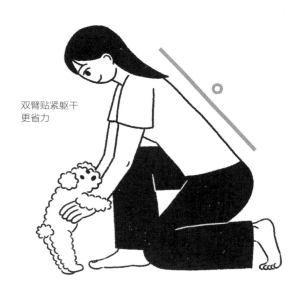

双臂贴紧躯干
更省力

此时，为避免宠物因受惊或不适而挣扎，在抱起宠物之前，先轻轻抚摸或喊出名字以提前发出信号，再以正确的姿势慢慢将其抱起来。在这里，所谓正确的姿势是指将一侧手臂放到宠物前腿后侧，支撑宠物胸部，另一侧手臂支撑宠物臀部，或让宠物看向旁边，将一侧手臂放到宠物颈部下方环抱其胸部，另一侧手臂放到宠物臀部下方环抱其后腿的姿势。

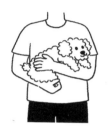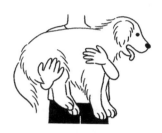

② 保持腰部挺直的同时，腹部用力，髋关节和膝关节伸直，用下肢力量慢慢站起来。

Tip

不能将宠物一下子放在地上！

将抱起的宠物放下时也要使用正确的姿势，慢慢地反向进行抱起的姿势即可。如果身体还没有完全降低，就让宠物跳下去，反作用力可能会使主人的关节受到损伤。不仅如此，还可能会使宠物的髌骨脱位或患上关节炎等关节疾病，因此要确认宠物的四只脚完全触地后再放手。

79

给宠物清理排泄物

疼痛部位 × 脊椎（颈部、背部、腰部）、
骨盆、髋关节、膝盖、脚踝、脚趾

BAD 散步时，为了拾起宠物狗的粪便，经常弯曲颈部
和腰部蹲下，可能会造成椎间盘损伤。在家里也
一样，为了清理宠物的排泄物而经常蹲下，不利于关节健康。

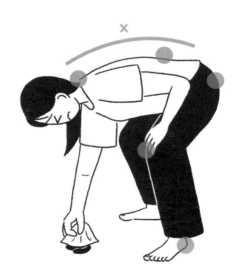

参照"捡小物品"（第141页）的姿势即可。维持永久腹带状态（参照第130页），一侧腿向后迈一步，用脚尖撑地，弯曲髋关节，后膝触地，捡起排泄物。或一只手扶着墙壁、树木、家具等，维持永久腹带状态，一侧腿向后抬起，弯曲髋关节，上身前倾捡起排泄物。如果动作熟练，可以不用扶墙壁等。

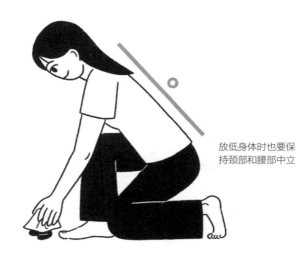

放低身体时也要保持颈部和腰部中立

Tip

腰痛严重时，使用长柄夹！

腰痛严重或在室外养大型犬，需要经常清理大量排泄物时，最好使用长柄夹，这样可以保护腰部和下肢关节。

给宠物洗澡

疼痛部位 × 脊椎（颈部、背部、腰部）、肩部、
手肘、手腕、骨盆、髋关节、膝盖、脚踝、脚趾

BAD 给宠物洗澡时，通常会让宠物站在浴室地板上或浴缸里，主人弯曲颈部和腰部，屈膝蹲着或坐在矮凳上洗。这种姿势容易对脊椎、髋关节、膝关节和踝关节造成损伤。此外，如果蹲下来拿着淋浴器，将手臂伸向头顶，可能会引发肩部疼痛。

拿淋浴器时弯曲手
腕或用力握着的习
惯也对手肘、手
腕、手指关节不利。

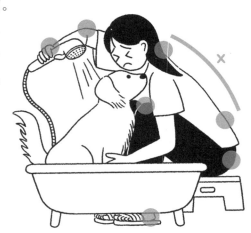

给小型宠物洗澡时，让宠物站直，手臂贴紧躯干，手肘弯曲90度左右，将浴缸抬高至前臂舒适地搭在浴缸上端的程度，伸直颈部和腰部给宠物洗澡。这样，将抓着宠物的手臂支撑在躯干上，可以减轻上肢关节的负担。擦洗的手一侧的肩部不要过度抬高，这样可预防肩峰撞击综合征。可以将宠物浴缸放在高度适当的家具上，或使用可调节高度的立式浴缸。

给体形较大的宠物洗澡与给小型宠物洗澡相比，会花费更长时间，可以购买升降式浴缸，将浴缸调节至宠物腰部高度使用，但是可能会有空间不足或价格太贵等问题。当然，也可以带宠物到宠物洗护店洗澡。

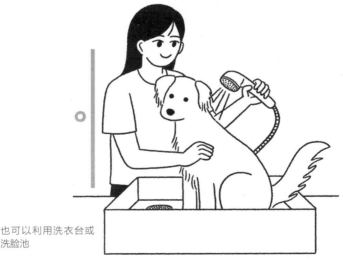

也可以利用洗衣台或洗脸池

使用宠物旅行包

疼痛部位 × 脊椎（颈部、背部、腰部）、肩部、手肘、手腕、骨盆、髋关节、膝盖、脚踝、脚趾

BAD 宠物旅行包大部分都是由金属或塑料制成的比较重的可移动宠物笼或单肩背包。一侧背或提旅行包时，身体重心会向另一侧倾斜，会造成脊椎不平衡或给反复背包的一侧的肩关节带来负担。

特别是如果肩带过长，只用一侧肩膀背或挎在一侧手肘上，包会远离身体，不能固定，每次移动时，包都会晃动，身体重心也随之变化。这会给关节带来负担。

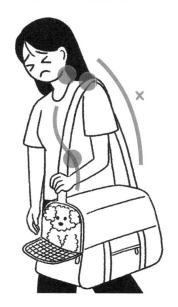

GOOD 除了搭乘飞机等特殊情况，为了主人的关节健康，比起沉重的可移动宠物笼，选择轻便的背包更好。斜挎背包时，将肩带调短，从一侧肩膀挎到另一侧腰部，使包最大限度贴近身体。这是为了将包的重量向左右分散，尽量减轻脊椎的负担。

单肩背包时，将肩带调整至手搭在肋下抓住肩带正好可以将包固定在腰部的长度。挺直腰部和肩部，每20~30分钟换一侧肩膀背包，保持身体平衡。（参照"旁侧背包"第69页）

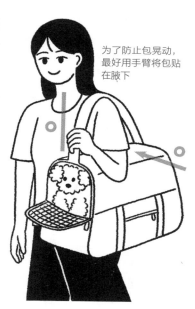

为了防止包晃动，最好用手臂将包贴在腋下

Tip

使用双肩背包或推车型旅行包吧！

如果腰痛严重，或需要长时间背旅行包，为了保持身体平衡，最好使用可用双肩分散重量的背包（参照"背背包"第67页）或推车型旅行包（参照"推购物车"第185页）。